KB131947

『평생 젊은 뇌』를 먼저 읽은 독자의 기대평

"평균 수명이 늘어났지만 과연 건강하게 노년을 보낼 수 있을까?" 걱정이 든다면 주목해야 한다. 올바른 '뇌테크'를 하면 70~80대가 되어서도 30대의 뇌 건강을 유지할 수 있다고 말해주는 손유리 전문의. 자꾸 깜빡깜빡하는 당신을 위한 실질적이며 세밀한 처방은 '평생 젊은 뇌'를 유지할 수 있는 길잡이가 되어줄 것이다.
―**김우리** 모티브(motiv) 마케터

정보의 홍수 속에서 지쳐가는 현대인이 꼭 읽어야 할 책! 근육을 튼튼하게 하기 위해 많은 시간을 헬스장에서 보내면서도 정작 뇌 근육을 튼튼하게 하지 않은 시간들이 후회된다. 아무리 바빠도 뇌를 젊게 유지하는 습관을 가져야겠다는 생각이 절로 들었다. 직원들이 건강한 뇌를 유지하는 것이 회사를 위한 일이기도 해서 이 책을 추천할 생각이다.
―**나기운** (주)모랑스 대표

자꾸 깜빡깜빡하는 당신의 뇌를 위한 처방전. 오늘 점심에 뭐 먹었더라…? 놀라울 만큼 몇 시간 전 먹은 음식도 생각이 안 날 때면 덜컥 걱정이 된다. 앞으로 이 뇌를 가지고 어떻게 여생을 살아갈지. 잘 먹고 놀고 쉬는 것이 좋은지는 다 안다. 하지만 이 책은 구체적으로 "그거 어떻게 하는 건데요?"를 세심하게 알려주고 있어, 머리맡에 두고 자는 것만으로도 뇌가 젊어질 것 같다.
―**남효나** 우아한형제들 마케터

나이가 들면서 몸이 위로 자라지 않고 옆으로 자라고 있다. 매년 다이어트를 해야 한다고 결심하지만 하나만은 키우고 싶은데 바로 '뇌의 섹시함'이다. 이 책의 뇌테크를 통해 평생 뇌섹남으로 살 수 있다면 더 바랄 것이 없겠다. ―**민호기** 호기PR 대표

벌써부터 자꾸 깜빡깜빡하는 내가 일반적인 건지 아니면 뭔가 문제가 있는지 궁금해질 때. 아니, 궁금을 넘어 걱정되지만 어디서 누구에게 확인해야 할지 모르겠다면 이 책을 펼쳐야 한다. 신경과 의사에게 듣는 뇌를 지키는 가장 쉬운 방법 ESP(잘 먹고 잘 자고 잘 놀자)를 통해 건강한 미래를 가꿔가고 싶다면 꼭 접해보시길.

―**박강현** 모티브(motiv) 대표

살아가면서 뇌의 소중함을 직접적으로 느끼는 사람이 얼마나 될까? 태어나서 먹고 놀고 일하고 자는 우리의 일상생활에 뇌는 어느 곳에도 보이지 않는다. 그래서인가? 사람들은 뇌에 관심이 없는 듯하다. 하지만 우리는 안다. 뇌는 우리가 학교에서 배웠던 바로, 컴퓨터에 비유하면 CPU, 즉 우리 몸을 움직이고 행동케 하고 사고하게 하는 핵심이다. 이렇게 소중한 뇌에 관심을 가져야 한다는 걸 이 책에선 실제 신경과 전문의가 쉽게 풀어 설명해준다.

대학에서 경영학과 학생들을 대상으로 경영과 마케팅을 가르치고 있다. 치매의 위험 요인 가운데, 낮은 교육이 7%에나 해당된다고 한다. 계속 배워야 치매의 위험을 낮출 수 있다니, 내가 하는 일에 더욱 보람을 느끼게 해주는 책이다.

이 책을 읽는 내내 나의 뇌에게 그동안 신경써주지 못한 것이 미안하다는 생각이 든다. "뇌야~, 이제라도 잘 부탁할게. 보이지 않는 곳에서 그동안 고생이 많았지. 토닥토닥….'

—손무웅 삼육대학교 경영학과 교수

어느 날 갑자기 뇌가 약해져버린, 사랑하는 사람을 지켜본 입장으로써… 그 무서움과 막막함에 대비하기 위해… 또 사랑하는 사람에게 그 슬픔을 주지 않기 위해…. 한 자 한 자 놓치지 않고 읽고 또 읽으려 한다.

—신상훈 (주)구비나무 대표

아이 둘을 키우며 40대에 접어든 남편과 나의 삶, 딱 지금 염려하는 것들에 도움이 되는 책이다. 뇌 건강, 스트레스, 기억력 감퇴, 불면증, 술, 뇌를 위한 음식 등의 주제에 대한 해답이 참 와 닿는다. 기대된다!

—이미혜 주부

난 이 책을 3권 살 것이다. 하나는 나를 위해, 하나는 평생 함께할 남편을 위해, 하나는 이제 학교라는 경쟁사회에 나아가는 아들을 위해. '젊고 건강한 뇌'가 나와 아내에게는 활기찬 노후를, 그리고 아들에게는 시간이 갈수록 넘볼 수 없는 '핵심 경쟁력'을 줄 것이기에….

—이하나 대상(청정원) 디자이너

가끔 머릿속에 '그 단어'가 떠오르지 않을 때면 문득 겁이 난다. 세월이 지나도 젊고 건강한 뇌를 갖고 싶다는 소망이 다행히 나만의 욕심은 아닌가 보다. 수많은 사람들의 뇌를 들여다본 신경과 전문의 선생님이 전수하는, '몸은 늙어가도 오래오래 총명한 정신으로 살기 위한 비법'. 오늘부터 내 뇌도 평생 젊었으면!

—임은경 요기요 마케터

하루 평균 14시간을 일하고 밥 세 끼는 먹지 않아도 커피는 세 잔 챙겨 마신다. 하루 종일 뇌를 쓰고 있다고 자부한다. 하지만 뇌의 나이듦에 대해 정작 아무런 준비를 하지 않는 나에게 저자는 차분한 목소리로 거부할 수 없는 제안을 한다. 내 뇌를 튼튼하게 만드는 일상 속 사소한 행동들이 무엇인지가 이 책에 다 담겨 있다.

—**전승범** (주)워 디 대표

평균 수명이 나날이 증가하고 있는 시대에, 우리의 목표는 건강하고 행복하게 사는 삶일 것이다. 그러기 위해서 우리는 '뇌'에 대한 공부가 필수다. 왜냐하면 우리의 뇌가 젊지 않다면, 우리는 건강하고 행복한 삶을 살기 위한 '판단'을 제대로 하지 못할 것이고, 행복한 경험을 해도 '기억'하기 어려울 것이며, 행복감에 큰 영향을 주는 '감정'조절이 잘 되지 않을 것이기 때문이다. 앞으로 건강하고 행복한 삶을 위해, 이 책의 도움을 받아 젊은 뇌를 유지하기 위해, 잘 먹고 잘 자고 잘 노는 방법을 공부할 생각이다.

—**조명국** 멘탈경험디자인 대표

항상 젊다고 생각하며 살았다. 하지만 어느덧 칠십이 넘은 나이가 되다 보니 자꾸 깜빡깜빡하는 일이 잦다. 그러다 보니 치매가 걱정되기도 한다. 아들의 권유로『평생 젊은 뇌』라는 책을 읽어보니 앞으로 어떻게 하면 젊은 뇌를 가꿀지 좀 알 것 같다. 다들 꼭 한번 읽어보시라!

—**김덕자** 주부

평생 젊은
뇌

Young Brain foever
The Revolution of the Brain Technology

Written by Yoori Son.
Published by BOOK OF LEGEND Publishing, Co., 2023.

자꾸 깜빡깜빡하는
당신을 위한
처방전

평생 젊은
뇌

손유리(뇌 건강 주치의) 지음

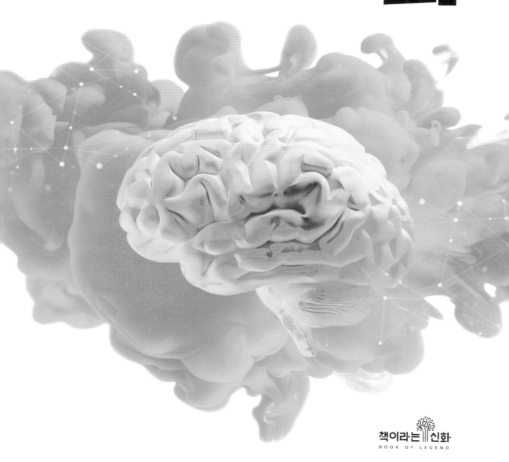

책이라는 신화
BOOK OF LEGEND

ESP하라! 평생 젊은 뇌로 살고 싶다면

뇌 노화 | 피할 순 없지만 늦출 순 있다!

지난 100년 동안 인류의 평균 기대수명이 두 배로 늘었다. 이는 의학의 발전뿐 아니라 위생, 영양, 생활습관의 개선에 기인한 것이다. 하지만 오래 사는 것이 곧 건강하다는 것은 아니다.

주변을 돌아보면 평소 약으로 병을 관리하고 있는 사람이 수두룩하다. 조기 진단이 가능해지면서 약이나 수술로 병이 더 나빠지지 않도록 할 수 있고, 버티다 안 되면 인공관절을 넣거나 장기이식으로 수명을 연장하고 있다. 현대 의학이 거의 모든 장기의 이식을 가능하게 했다. 그러나 아직 뇌 이식은 불가능하고 장수에 따라오는 뇌의 노화는 피할 수 없다. 그렇다면 어떻게 자신의 뇌 기능을 오랫동안 유지할 수 있을까?

손유리 원장은 뇌 건강을 위하여 ESP가 중요하다고 강조하고 있다. "You are what you eat"(당신이 먹는 것이 곧 당신)이라는 말처럼, 좋은 식습관은 뇌를 포함한 전신의 건강을 유지하는 데 필수다. 우리 몸에서 가장 열심히 일하는 뇌를 오래 사용하려면 적절한 휴식이 필요하다. 수면은 뇌 휴식을 위해 가장 중요하고 잠을 잘 못 자면 뇌의 노화가 빨리 온다.

하지만 뇌 휴식이 다가 아니다. 적절한 운동으로 뇌에 건강한 자극을 주고, 새로운 배움으로 뇌를 트레이닝하며, 마음 맞는 사람들과 같이함으로써 감정적 자산을 쌓아가는 것이 좋다.

이 책은 뇌질환을 다루는 신경과 전문의가, 일반인의 눈높이에서 어떻게 뇌
건강을 유지할 수 있는지를 소개하고 있다. 자신의 뇌를 염려하는 모든 분에게
일독을 권한다.

— 윤병우(을지대의료원장, 서울대 명예교수, 아시아태평양뇌졸중학회 회장)

뇌질환은 예방이 최선 | 원시인의 생활을 흉내 내라!

여러 해 전, 입원한 뇌졸중 환자를 대상으로 '의료진한테 듣고 싶은 정보는
무엇인가?'에 대한 설문 연구를 한 적이 있다. 설문지 문항은 '뇌졸중에 대한
일반적인 지식' '예방 전략' '치료' '식이요법' '스트레스 관리' 등의 항목으로 이
루어졌다. 같은 질문을 환자를 진료하는 신경과/신경외과 의사에게도 물어보
았다. 그 결과 환자는 의사에 비해 '식이요법' '스트레스 조절' 등에 더 관심이
있었고, 의사는 '치료'에 더 관심이 있었다. 이 결과는 뇌졸중 환자가 정말 알고
싶은 것에 대해 정작 의사는 별 관심이 없고, 이야기해주지도 않는다는 사실을
시사한다.

대형병원 의사들과는 달리 손유리 원장은 뇌질환 환자 또는 미래의 환자가 될 수 있는 일반인이 궁금해하는 사항들을 세세히 알려주고 있다. 의사가 아닌 환자의 시각으로 적혀 있으며, 마치 엄마가 아이를 안내하듯 친절하게 쓰여 있다. 다른 뇌과학 책들과 달리 저녁때 침대에 누워서 읽어도 이해될 수 있을 만큼 편안하다.

나는 TV 등의 매체에서 뇌졸중에 안 걸리려면 원시인의 생활을 흉내 내야 한다고 말해왔다. 원시인들은 적당히, 골고루 먹고, 운동을 많이 해 정상 체중을 유지한다. 저녁에는 모닥불을 피워놓고 춤을 추면서 하루의 스트레스를 풀고 감정을 고양시킨다.

손 원장은 신선한 목소리로 호소한다. "ESP하라! EAT: 음식을 골고루 먹어라. SLEEP: 충분한 수면을 취하라. PLAY: 사람들과 접촉을 갖고, 신나게 열정적으로 운동하라."

이 책을 읽는 모든 분이 ESP하여 무서운 뇌질환에 걸리지 않기를 희망한다.

— 김종성(강릉아산병원 신경과 교수, 『춤추는 뇌』 『브레인 인사이드』 저자)

어려운 뇌 쉽게 해설 | 뇌과학 교양서로 강추!

손유리 원장은 유튜브 대표 의학채널 '비온뒤'가 배출한 최고의 스타 의사다. 어려운 뇌를 쉽고 재미있게 방송한다. 특유의 카리스마로 최고의 '조회수'와 '좋아요'를 자랑한다. 그의 책을 여러분이 기대해도 좋은 이유다.

공부 잘하고 싶은 수험생에서 치매를 예방하고 싶은 어르신까지 현대인의 뇌과학 교양서로 강력하게 추천한다.

— 홍혜걸(의학채널 비온뒤 대표, 『의사들이 알려주지 않는 건강 이야기』 저자)

초능력이자 일상 언어인 ESP를 실천하라!

어떻게 하면 내 뇌를 더 젊게 만들 수 있을까? 초능력이라도 필요할까? 유튜브로 소통하는 신경과 의사 손유리는 원래 초능력을 지칭하던 말 ESP를 Eat, Sleep, Play라는 세 가지 개념으로 풀어낸다. 잘 먹고, 잘 자고, 잘 놀면 뇌가 젊어지고 더 건강해질 수 있다는 것. 이것은 최신 뇌과학 연구들로 뒷받침되는 사실이다! 대체 어떻게 먹고, 어떻게 자고, 어떻게 놀아야 뇌가 평생 젊어질 수 있는지 궁금한 사람들에게 최신 연구들과 정보가 잘 정리되어 있는 이 책을 추천한다.　　　　　　　　　　　　— 장동선(뇌과학자, 『뇌 속에 또 다른 뇌가 있다』 저자)

뇌, 나를 인간답게 하는 근본

어느 날, 갑자기 의식이 잃어 병원으로 실려 온 환자와 수술방에서 마주했다. 그것이 나와 뇌의 첫 만남이다.

당시 인턴이었던 나는, 의식을 잃어 산소공급장치와 모니터를 줄줄이 달고 있는 환자를 옮긴 뒤 수술대 맨 구석에서 보조하는 극히 사소한 역할을 담당했다. 하지만 앞에서 벌어지는 광경은 결코 사소하지 않았다. 날카로운 소리와 함께 두개골이 열렸을 때 겉면에 가득 고인 피는 뇌 본연의 모습을 가리고 있었다.

수 시간 동안 혈종 제거 수술을 마친 환자는 병실로 옮겨졌고, 얼마 후 다시 눈을 떴다. 의식이 없는 환자와 처음 만났을 때는 미처 몰랐다. 그분은 환자이기 전에 세 자녀를 둔 엄마였고, 나이 든 부모님의 착한 딸이었으며, 회사에서는 마케팅 팀장으로서 뇌출혈로 인해 의식을 잃은 채 수술대에 올려지기 직전까지 삶의 현장에서 고군분투하고 있었다는 사실을….

의사라는 직업은 다른 사람의 삶에 많은 영향을 미치는 존재다. 그러다 보니 신경과 의사라는 직업상 환자와 한번 만나면 평생 인연을 맺는 경우가 많다. 30~40대에는 단순한 두통이나 어지럼증으로 찾아왔던 사람들이 수년 후에 기억력이 갑자기 저하된다거나 한쪽 팔다리에 마비 증세가 발생해 다시 찾아온다. 뇌 기능이 저하되어 사회생활을 포기하고 가족들에게 온전히 의지해야 생활이 가능한 경우도 종종 목격한다.

인간을 인간답게 하는 것은 뇌가 있기 때문이다. 그럼 뇌를 지키는 가장 쉬운 방법이 뭘까? 이러한 궁금증을 가지고 살아가는 사람들의 물음에 답하기 위해 이 책을 쓰기 시작했다. 오늘 하루 어떻게 먹고, 놀고, 잘 것인가! 이에 따라 10년 혹은 20년 후 더욱 견고하게 성숙하며 또 현명한 뇌로 살아갈지, 아니면 뇌세포가 노화되고 파괴되어 약해진 뇌를 가지고 살아야 할지가 결정된다.

의사는 환자의 삶에 긍정적인 변화를 줄 수 있는 사람이라고 본다. 이들에게 필요한 처방전만 발급해주는 것만이 아니라, 병이 있을 때는 해결책을 주고, 건강한 삶을 위해 조언을 아끼지 않아야 한다고 생각한다. 자신의 증상이 신경과에 가야 하는지, 신경외과에 가야 하는지 구분을 못 하는 경우도 자주 본다. 이런 분들을 위해 시작한 것이 유튜브다.

이제는 책을 통해 더 많은 분에게 실질적인 도움을 드리고 싶다. 깜빡깜빡이 일상인 분, 뇌질환·심뇌혈관질환 등 가족력이 있어 본인의 뇌도 걱정인 분, 나이 들고 있지만 여전히 빠릿함을 찾고 싶은 분, 브레인포그 현상을 겪고 있는 청년 등이 그 대상이다. 아직 구체적인 증상은 없어도 이제부터 뇌 건강을 위해 제대로 살아보겠다고 결심한 분이 읽어도 좋다.

첫 저서라 뇌 건강에 대한 전반적인 이야기를 넓게 다루되, 쉽게 쓰려고 노력했다. 이러한 시도가 독자들의 삶에 긍정적인 변화를 조금이나마 줄 수 있기를 기대해본다. 이젠 더 많은 분의 인생에서 뇌 건강을 준비하는 시기가 젊으면 젊을수록 좋다고 말하고 싶다. 재테크처럼 노년의 뇌 건강을 위해 미리 적금하듯이 들어놓고 준비하라는 의미에서 '뇌테크'라는 단어를 써보았다.

평생 젊은 뇌는 모든 이의 소망일 것이다. 뇌테크는 한 살이라도 어릴 때 시작하자. ESP의 개념은 정말 단순하다. 뇌 건강을 위해 필요한 것은 명의가 아니다. 그보다는 자기 스스로 어떻게 먹고, 어떻게 인생을 즐기며 시간을 보내고, 어떻게 잠자는 시간 동안 깊이 휴식하는지가 더 중요하다.

몰라서 못 하는 것은 아닐 것이다. 대부분 시간이 없어서, 의지가 약해서 젊어서는 대수롭지 않게 넘어간다. 혹은 노력하고 싶어도 건강에 좋은 것만 골라 먹다보면 눈치가 보여서 게을리할 수도 있다. 하지만 어떤 병도 마찬가지지만, 뇌질환은 치명적이다. 증상이 나타난 뒤면 늦다. 회복이 불가능한 것은 아니지만 매우 더디기 때문이다. 여기에 가족들의 걱정은 물론 스스로 겪는 좌절감은 이루 말할 수 없을 것이다.

아무쪼록 이 책이 당신의 삶을 변화시키는 새로운 '뇌 건강 지침서'가 되기를 바란다.

이 책이 세상에 나오는 데 도움을 주신 '책이라는신화'와 서울
정형외과신경과 식구들, 가족, 그 가운데서도 사랑하는 아들 세
준·세현에게 이 책을 바친다.

2023년 2월

손유리

목차

1장

"당신의 뇌는 편안하십니까?"

2장

뇌테크 제1법칙: 잘 먹어라

3장

뇌테크 제2법칙: 잘 자라

4장

뇌테크 제3법칙: 잘 놀아라 I

5장

뇌테크 제4법칙: 잘 놀아라 II

6장

E.S.P.를 위한 감정 관리

뇌 건강 주치의 손유리의 뇌~ 톡톡 talk talk!

[뇌의 구조]

전두엽

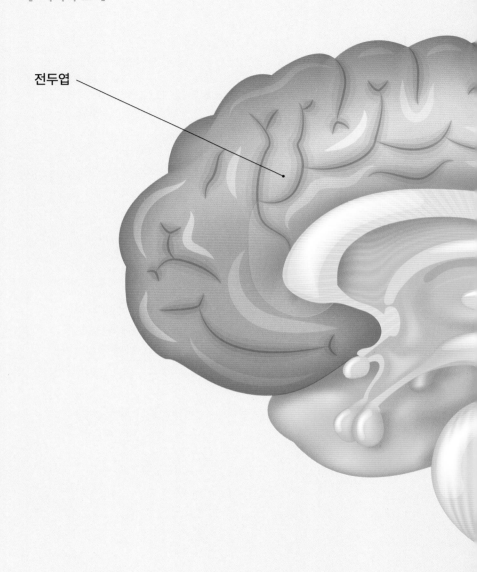

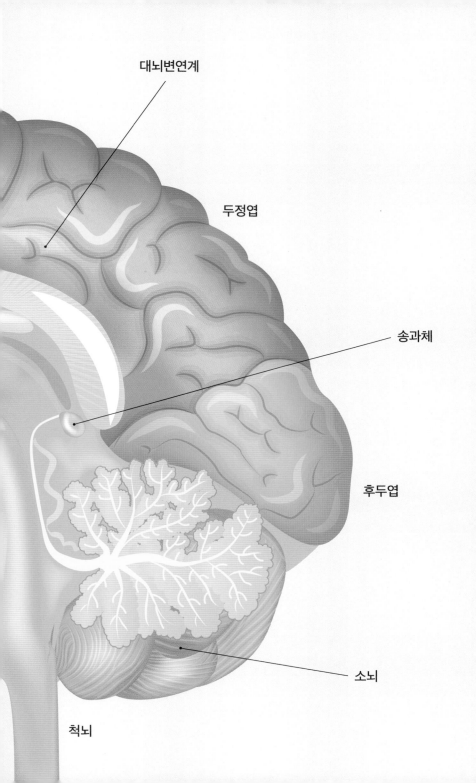

대뇌변연계

두정엽

송과체

후두엽

소뇌

척뇌

1장

사람의 뇌가 지금보다 단순했다면
우리는 뇌의 구조를 이해할 정도로 똑똑하지 못했을 것이다.
— 작자 미상

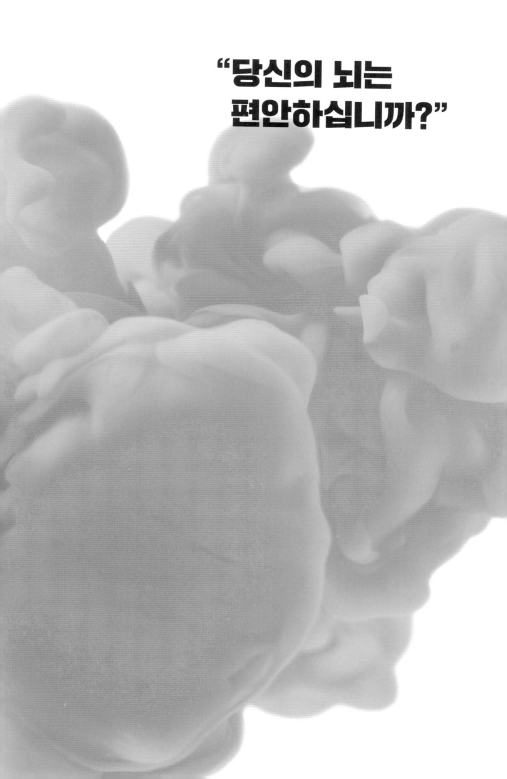

"당신의 뇌는
편안하십니까?"

뇌 건강 주치의 손유리와 함께하는
뇌~ 건강 퀴즈 OX ①

1. 노화에 따라 뇌 기능이 떨어지는 것은 막을 수 없다. (X)

   나이가 들어도 인지적인 능력을 최고치로 유지하고, 적극적으로 향상시킬 수 있다.

2. 젊을 때는 적당히 살아도 괜찮다. (X)

   뇌 건강을 위해 유아기부터 평생 관리하는 습관을 들여야 한다.

3. 질병의 발현에는 유전자의 역할이 가장 중요하다. (X)

   개인의 습관의 차이 및 환경적인 요인이 더 중요하다.

4. 운동하는 것만으로도 뇌세포를 새로 만들 수 있다. (O)

   몸을 활발히 움직여서 심장이 뛰게 하면, 뇌로 가는 혈류량이 증가함으로써 뇌에 새로운 세포를 만드는 신경성장인자가 발생한다.

答: 1. X 2. X 3. X 4. O

지금, 당신의 뇌가 죽어가고 있다

뇌사腦死란 '뇌의 죽음'을 의미하며, 뇌 기능이 완전히 정지해 뇌 활동이 회복될 수 없는 상태를 말한다. 뇌사 상태에 빠져 뇌간의 기능이 정지하면, 환자의 심장은 스스로 뛰지만 호흡은 자발적으로 하지 못한다. 따라서 산소호흡기를 떼어내면 환자는 사망에 이르게 된다.

나는 뇌 건강 주치의로서 전 국민에게 뇌 건강 주의보를 전하고자 한다. 누구나 건강해야 자신이 하고 싶은 일을 하며, 인간다운 삶을 누릴 수 있다. 그런데 지금, 당신의 뇌는 그 기능을 서서히 잃어가고 있다.

앞서 '뇌의 죽음'을 화두로 제시했다. 신체가 아무리 건강하더라도 뇌가 건강하지 않으면 죽은 것이나 다름없기 때문이다. 나는 신경과 의사로서 뇌에 이상이 생긴 사람들을 매일 만나고는 한다. 머리카락보다 가느다란 혈관이 좁아지면서 한순간에 좌우 구별을

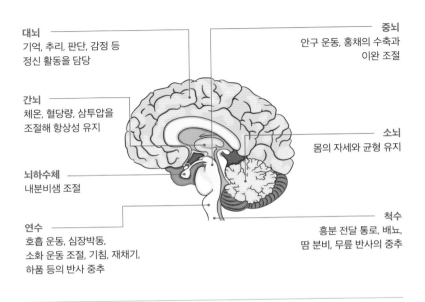

대뇌
기억, 추리, 판단, 감정 등
정신 활동을 담당

간뇌
체온, 혈당량, 삼투압을
조절해 항상성 유지

뇌하수체
내분비샘 조절

연수
호흡 운동, 심장박동,
소화 운동 조절, 기침, 재채기,
하품 등의 반사 중추

중뇌
안구 운동, 홍채의 수축과
이완 조절

소뇌
몸의 자세와 균형 유지

척수
흥분 전달 통로, 배뇨,
땀 분비, 무릎 반사의 중추

못 하는 환자, 숫자 개념이 갑자기 없어지며 앞을 잘 보지 못하고
또 걷지 못하는 환자….

이런 일이 두개골 안에 있는 1.4kg의 단단한 젤라틴 덩어리 같
은 뇌라는 곳에서 모두 결정된다. 그래서 우리는 평소에 뇌를 지
키고 관리하는 습관을 들여야 하는 것이다. 뇌는 나중에 나이 들
어서가 아니라, 바로 지금부터 일생 전체의 주기에 걸쳐 관리해야
한다. 그 방법은 돈이 많이 들거나 거창한 것이 아니다. 단지, 일
상생활에서 더 건강한 먹거리를 선택하고Eat, 잠을 더 깊게 자고

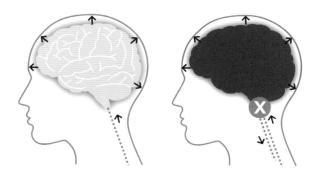

뇌사란 뇌 기능이 완전히 정지해 뇌 활동이 회복될 수 없는 상태를 말한다.

Sleep, 더 즐기는 법Play을 선택하면 된다.

왜, 하필 뇌인가? 뇌는 곧 '나'다. 그러므로 뇌질환은 나의 일부를 잃어가는 질환이다. 뇌에 발생한 흔적으로 인해 장애가 남을 뿐만 아니라 가족 전체의 질병이 된다. 그 원인은 각기 다르지만, 한 번 손상되면 원래의 상태로 돌아가기가 어렵다.

거듭 강조하지만, 작은 실천이나 습관 하나 고치는 것만으로 뇌가 노화되는 것을 지연시킬 수 있다. 그런데 우리는 재테크나 시테크에는 공을 들이면서 정작 자신의 뇌 건강을 위한 '뇌테크'는 생각도 하지 않은 채 세월만 원망하고 있다.

지금부터 제대로 알고 실천한다면 70대 혹은 80대가 되어도

30대의 뇌 건강을 유지할 수 있을 것이다. 어떻게 먹느냐, 어떻게 자느냐, 어떻게 즐기느냐…. 이 책에 당신만을 위한 처방전이 숨어 있다.

누가 내 뇌를 망가뜨렸을까?

어렸을 때부터 스스로 옷 갈아입는 것을 배운 이후 현재까지 살면서 수천만 번 옷을 입고 벗었을 것이다. 하지만 신경과 병동에 입원하는 환자들을 지켜보면, 본인이 걸치고 온 일상복을 벗고 환자복으로 갈아입는 것부터 어색하고 서투르다. 뇌졸중으로 인한 편측 마비로, 손을 제대로 쓰지 못하는 것이다.

더욱이 치매가 있는 사람은 스스로 옷을 입고 벗는 행위를 하지 못한다. 말초신경병증이 있는 사람은 신경통으로 인해 옷깃이 스치기만 해도 따갑고, 파킨슨병 환자는 손의 경직과 떨림으로 인해 스스로 단추 하나 잠그기도 힘들다.

이처럼 뇌신경계 질환은 그동안의 당연했던 감각·인지·운동 능력 등이 낮아져 걷기, 옷 입기, 글씨 쓰기를 처음부터 다시 연습해야 한다. 또한 말을 하기 위해, 음식을 먹기 위해 매번 도전해야 한다.

누구나 건강한 뇌를 가지고 태어난다. 그렇다면 당신의 뇌는 언제부터 변하기 시작했을까?

"세 살 뇌 건강, 백 살까지 간다!"라는 말처럼 인간의 뇌는 아동기에서부터 청년기에 이르기까지 모든 기능이 결정된다. 세계적인 의학 학술지 『란셋』에서 발표한 치매 위험 요인을 보면, 유·아동기부터의 생활이 추후 뇌의 운명을 결정짓는 요인임을 확인할 수 있다.

성인 이전의 가장 큰 인지 자극의 첫 단추는 바로 '교육'이다. 따라서 청년기 이전의 낮은 교육 수준은 치매 위험도를 7% 높인다는 연구 결과가 있다. 또한 아동기·청소년기에 적절한 교육을 받지 못하거나 생활 습관이 잘못 굳어지면, 65세 이전에 진단되는 초로기 치매 위험 요인이 20배나 높아질 수 있다.

태어나서부터 사춘기까지 뇌세포는 양적·질적인 면에서 모두 폭발적으로 증가하게 되는데, 이에 따라 전반적인 인지능력도 많이 증가한다. 그러므로 어린 시절의 인지적 자극은 뇌 성장의 촉매 역할을 한다. 특히 아동기의 환경이나 경험은 평생에 걸쳐 영향을 끼칠 수 있다.

우리의 살아가는 모습을 생각해보라. 사람들이 살아가며 엄청나게 다양한 행동을 보이는 것은 뇌신경계의 발달 속도와 경험이 각각 다르기 때문이다. 성장 과정에서 각각의 경험은 무수히 많은 복잡한 감정에 이끌려 생각하게 한다. 이로 인해 고유한 성격과 행동 방식이 만들어져 그만의 고유한 삶을 살게 되는 것이다.

뇌는 유전적인 자산과 함께 환경적인 요인에 의해 복잡해지고

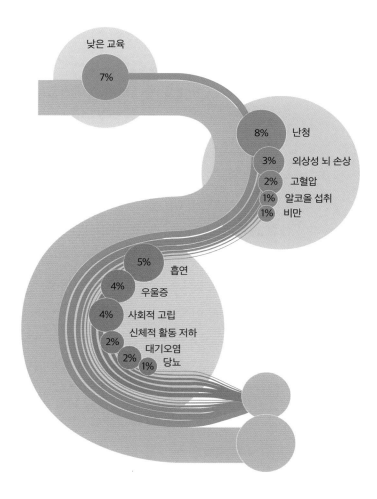

세계적인 의학 학술지 『란셋』에서 발표한 치매의 위험 요인을 보면, 유·아동기부터의 생활이 추후 뇌의 운명을 결정짓는 요인임을 확인할 수 있다.

출처: Livingston G, Huntley J, SommerladA, et al. Dementia prevention, intervention, and care: 2020 report of the Lancet Commission. The Lancet 2020.

다양해진다. 따라서 아동기·청소년기에는 양질의 교육과 함께 향정신성 약물 사용, 외상성 뇌질환, 알코올중독으로부터 보호하는 것이 중요하다. 이를 망각한 채 불규칙적인 식사와 수면 습관, 과음, 고독한 생활을 한다면 당신의 뇌를 망가뜨리는 주범은 바로 당신 자신이 될 것이다.

청년기, 중년기, 노년기 뇌의 진실

뇌는 청년기에 꽃을 피우고, 중년기에 들어서며 본격적인 노화가 시작된다. 그리고 노년기에는 신체 노화와 더불어 뇌도 노화된다. 지금부터 청년기의 뇌 성장법과 중년기 뇌 노화의 시작 그리고 노년기의 뇌가 노화되는 과정을 살펴보자.

청년기 뇌의 특징적인 변화는 전두엽의 발달을 꼽을 수 있다. 부적절한 행동을 억제하고, 사회적인 규율을 따르고, 계획하고 또 결정하는 영역인 앞이마의 겉질 부위는 10대에 이르러 폭발적으로 발달하게 된다.

전두엽이 잘 발달하게 되면 사회적인 감수성이 뛰어나며, 침착하고 성숙한 성격으로 성장하게 된다. 이러한 사람들은 치매에 걸릴 위험이 낮아진다. 물론 청소년기에는 치매가 나타나지 않지만, 전두엽의 발달은 다른 사람들과 관계를 잘 맺을 수 있게 한다. 또

청소년기와 성인기, 뇌의 변화 비교

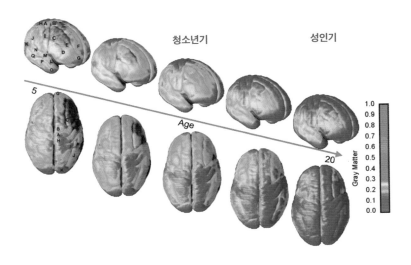

청년기 뇌의 특징적인 변화는 전두엽의 발달을 꼽을 수 있다. 부적절한 행동을 억제하고, 사회적인 규율을 따르고, 계획하고 결정하는 영역인 앞이마 겉질 부위는 10대에 이르러 폭발적으로 발달하게 된다. 그림에서 성인기로 갈수록 앞쪽이 녹색에서 파란색으로 변하는 것을 볼 수 있다.

출처: Nitin Gogtay, Jay N. Giedd, etc, "Dynamic mapping of human cortical development during childhood through early adulthood", PNAS vol.101 no.21, 2004.

한 스트레스를 잘 해소할 수 있는 능력이 생겨 추후 치매를 예방하는 효과도 있다.

중년기는 사회인이 되어 각기 다른 업종에 종사하게 된다. 그러면서 긴 시간 동안 직업과 연관된 기억들을 형성하게 되는데, 이때 뇌도 변화한다.

선행 연구 결과를 보면, 택시를 운전하는 사람들의 뇌를 스캔하면 기억의 중추인 해마가 평균적인 사람에 비해 커져 있다. 또한 직업적인 음악가들은 MRI 검사에서 청각과 관련된 우측 뇌의 측두엽 피질 영역이 남들에 비해 30% 가량 크다는 것이 발견되었다. 이처럼 성인이 되어서도 뇌는 계속 변화한다.

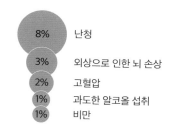

중년기 치매를 앞당기는 요인

- 8% 난청
- 3% 외상으로 인한 뇌 손상
- 2% 고혈압
- 1% 과도한 알코올 섭취
- 1% 비만

과도한 소음 노출로 인한 청력 손실, 교통사고 혹은 스포츠 사고 등 머리에 심한 충격이 가해졌을 때 머리 외상으로 인해 치매를 앞당긴다.

하지만 긍정적인 변화만 있는 것은 아니다. 중년기에는 세상에 대한 지식이 많아지고 또 직업적인 성장에 있어서 최고의 자리에 오르는데, 이때 뇌의 노화도 본격적으로 시작된다.

사회생활로 인한 스트레스로 인해 알코올의 섭취가 늘고, 활동 부족으로 인해 비만해지기 쉬우며, 신경전달물질의 생산도 점차 줄어든다. 특히 도파민 수치는 10년마다 약 10%씩 감소하고, 세로토닌이나 뇌 유래성장인자는 나이가 들수록 줄어든다. 또한 심장이나 뇌 동맥에 혈전들이 쌓이면서 혈류가 이전처럼 순조롭지 않게 된다. 이때부터 어떤 생활환경에 노출되는지에 따라 노후가 결정된다.

노년기는 신체의 노화와 더불어 뇌도 노화하는데, 그 이유는 매우 다양하다. 노년기의 뇌를 MRI로 찍어보면 뇌의 위축과 함께 대뇌의 백질 변성이라는 흔적들이 보인다. 이는 평생 한 위치를 지키면서 전문성을 고수하며 지혜가 늘어났다는 것을 의미한다. 하지만 융통성이 떨어지고, 경직된 사고방식을 가진 것을 반증하기도 한다. 그래도 다행인 것은, 노년기에도 환경과 행동에 따라 뇌에 좋은 영향을 줄 수 있다는 것이다.

1980년대의 65세와 2020년 이후 65세의 모습을 비교해보자. 현재 65세는 노인이라고 부르기 민망할 정도로 건강하고, 활력과 의욕이 넘친다. 40년간 사람들에게 특이한 유전자 변화가 있었던 것은 아니지만, 식생활이 나아진 것은 물론 교육이나 공중보건의 수준이 개선된 것만은 분명하다. 또한 의료 장벽이 낮아짐에 따라 노년기에도 관리받고, 질병을 예방할 수 있어 건강해진 것이라고 볼 수도 있다.

성인의 뇌에는 신경세포의 전구세포인 신경줄기세포가 존재한다. 운동을 하면 신경발생이라는 과정을 통해 줄기세포들로부터 완전한 뉴런으로 발달된다. 또한 신체 활동과 겸해서 새로운 환경을 탐험하고, 다른 사람들과 활발하게 교류하면, 새로 형성된 뉴런들이 기존에 있던 회로와 통합되어 잘 살아가는 데 도움이 된다.

노년기에는 어떠한 요인들이 뇌의 노화를 앞당길까?

흡연(5%)은 뇌를 포함한 전신의 혈관을 망가뜨리면서 뇌를 손상시킨다. 또한 우울증(3.9%)도 중요한 요인이 된다. 치매의 주된 증상이 우울감 때문이다. 즉, 감정 관리가 되지 않거나 우울증이 있는 사람은 치매에 걸릴 확률이 높다. 특히 운동 부족 또는 와상 상태(2%)는 뇌세포가 활성화될 기회를 없앤다.

특히 사회적 고립은 뇌를 노화시키는 주범이 된다. 사회적 고립이 심각한 노인들은 학습 또는 사고와 관련된 뇌 영역을 포함해 내측 측두엽 및 해마, 편도체, 시상 등을 포함한 뇌 구조의 부피가 더 작은 것으로 알려져 있다. 그러므로 같은 노년기라고 하더라도 어떠한 사회적 환경에, 어떻게 노출되었느냐에 따라 뇌 건강은 각기 다를 수밖에 없다.

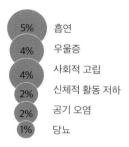

노년기 뇌세포 퇴행의 원인

5% 흡연
4% 우울증
4% 사회적 고립
2% 신체적 활동 저하
2% 공기 오염
1% 당뇨

노년기 흡연, 우울증, 운동 부족이나 활동 저하는 뇌세포의 퇴행을 앞당긴다.

뇌 기능을 살리는 최고의 레시피

뇌 건강을 위해 늦은 때란 없다. 관심을 기울이며 꾸준히 노력만 한다면 지금이라도 뇌 기능을 되살려 뇌를 건강하게 지킬 수 있다. 결론부터 말하자면 잘 먹고, 잘 자고, 잘 노는 것…. 이게 바로 뇌 건강을 지키는 유일한 방법이다.

물론 개개인에 따라서 현재의 나이, 가족력, 유전자를 중요하게 생각할 수 있다. 하지만 세포들은 똑같은 유전 암호를 갖고 있음에도 불구하고, 근본적으로 다른 방식으로 행동할 수 있다고 알려져 있다.

흔한 예로, 한국에서 태어난 일란성 쌍둥이 형제 중 한 명은 한국에서, 다른 한 명은 미국으로 건너가 각기 다른 식단에 따라 생활했다. 얼마 후 한국에서 살아온 한 명은 비교적 건강했다. 하지만 미국에서 살아온 한 명은 비만으로 변한 것은 물론 당뇨·고혈압·고지혈증으로 인해 오랫동안 고생했다. 일란성 쌍둥이라 DNA

쌍둥이의 유전 암호

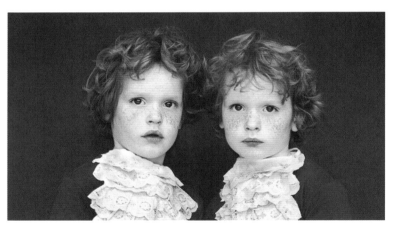

쌍둥이처럼 똑같은 유전 암호를 갖고 있음에도 불구하고 근본적으로는 다른 방식으로 행동할 수 있다.

는 동일하지만, 발현 형태인 건강은 이처럼 다르게 나타날 수 있는 것이다.

한편, DNA 이외의 다른 요인들이 병의 발현에 영향을 미치기도 하는데, 이것을 후성유전학이라고 한다. 즉, 뇌질환의 유전적인 소인을 갖고 있더라도, 본인이 어떤 환경(자연환경, 음식, 오염 물질 혹은 사회적 환경)을 만들어 가느냐에 따라 뇌의 운명이 달려 있다. 또한 본인이 구성하는 환경은 유전적인 암호가 몸에서 판독되어 발현되는 데 영향을 미친다.

그러므로 지금부터라도 잘 먹고, 잘 자고, 잘 노는 습관을 실천한다면 뇌 기능을 얼마든지 되돌려 건강한 뇌를 지킬 수 있다.

뇌의 '보물 창고', 인지예비력을 길러라

뇌는 사용하면 할수록 건강하게 변화한다. 반면, 사용하지 않으면 퇴화한다. 성인의 뇌에는 1,000억 개에 이르는 신경세포가 있는데, 각 세포는 주변의 다른 신경세포들과 최대 1만 개에 이르는 연결부를 가지고 있다. 뇌에 있는 연결부, 시냅스의 수는 약 1,000조 개에 이른다. 이 중 나이가 들어 연결 고리가 점차 끊어져 쇠퇴하기만 하는 사람도 있다.

그러나 평소에 뇌 손상 없이 많은 수의 뉴런을 확보하고 있고, 시냅스라고 하는 연결을 튼튼하게 해놓은 사람은 상대적이지만 노화가 매우 느리게 진행된다.

당신이 가장 두려운 병이라고 인식하는 '치매'를 일으키는 대표적인 질환인 알츠하이머병의 경우에도 질병의 경과를 완전하게 조절할 수 있는 약물은 아직도 발견하지 못했다.

한편, 뇌 위축 혹은 손상에도 불구하고 인지기능을 지속적으로 유지할 수 있는 중요한 개념으로, '뇌의 예비력' 혹은 '인지예비력'이 있다. 뇌 위축은 미약한 건망증에서 시작해 경도인지장애, 치매에 이르는 병적인 위축이 동반되는 상태까지 유발할 수 있다.

노인들의 뇌는 다음과 같이 3가지로 분류할 수 있다.

1. 정상의 뇌
2. 아밀로이드가 쌓여 있으나, 정상적인 인지기능이 있는 뇌
3. 아밀로이드가 쌓여 있고, 뇌세포가 파괴되어 인지기능이 떨어진 뇌

아밀로이드가 쌓여 있지만, 정상적인 기능을 하는 뇌는 3번째 뇌와 어떠한 차이가 있을까? 그것은 바로 뇌 위축 혹은 손상에도 불구하고 인지기능을 지속적으로 유지할 수 있는 '뇌의 예비력' 혹은 '인지예비력'이라는 개념으로 설명할 수 있다.

인지예비력에 대한 개념은 미국에서 시행된 치매와 노화 연구에서 알려졌다. 이 가운데 '가톨릭 수녀 연구 the Nun study'라는 것이 있는데, 수녀들이 사망하고 나서 뇌를 기증하면 그것으로 수녀의

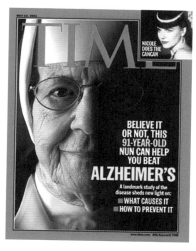

수녀와 관련된 연구를 진행할 때 그중 한 명이었던 메리 수녀는 퇴직 이후에도 101세까지 정상적인 인지기능을 수행했다. 사진은 연구에 참여했던 두 수녀(마리아 메르세데스 하르트만 수녀와 메리 길버트 헤펠레 수녀)의 모습이다.

평소 생활과 인지기능을 비교하는 신경학적 분석 연구다. 메리 수녀를 포함한 678명의 수녀가 이 연구에 자발적으로 참여해 사후 자신의 뇌를 기증했다.

수녀들은 매우 규칙적인 생활을 하면서, 술이나 담배를 가까이 하지 않았다. 오직 같은 환경에 놓인 장소에서 생활했으므로, 결혼이나 출산으로 인한 신체의 변화가 없었다. 또한 모두 거의 같은 식사를 하고, 대부분 학생을 가르치는 생활을 했다. 메리 수녀가 인지기능검사를 마지막으로 시행할 때가 101세였는데, 당시에도 검사 결과는 모두 정상이었다. 메리 수녀는 수녀 중에서도 성공적인 노화의 본보기로 꼽히는 대표적인 분이다.

그런데 사망 후에 그녀의 뇌에 관한 병리학적 소견은 많은 사람을 놀라게 했다. 사후 부검에서 전형적인 알츠하이머병의 병리 소견을 심하게 보이고 있었다. 많은 신경섬유매듭과 노인판이라는 알츠하이머에서 보이는 이상들이 뇌에서 발견되었다. 이후 알츠하이머의 병리적인 소견과 함께 사람에게 나타나는 증상 정도에 차이가 있을 수 있다는 것을 알게 되었다.

이러한 결과에 따라 여러 가지 설명이 나왔는데, 그중 메리 수녀가 높은 수준의 인지예비력을 보유하고 있었다는 것이 이목을 끌었다. 이러한 인지예비력은 풍부한 사회적 교류와 인지적 활동 등 그녀의 활발했던 생활 방식과 관련이 있을 가능성이 있다.

이러한 차이에 대한 설명으로 뇌의 크기 혹은 부피, 머리 둘레, 시냅스의 수, 가지돌기의 분지 형성 정도 등 뇌의 하드웨어적인 측면을 강조한 '뇌 예비력'의 개념이 제시되었다. 이는 뇌의 손상에 좀 더 적극적으로 대응하는 적응적인 측면을 강조한 '인지예비력'으로 발전했다.

이로써 인지예비력은 기존의 신경 경로 및 연결의 효율성과 역량을 증가시키고, 새로운 신경 경로를 도입하는 잠재력을 의미하기도 한다. 이로써 일생을 통한 교육, 정신적 활동, 여가 활동 등 지적으로 풍부함을 제공하는 생활과 특별한 인지 훈련이 인지예비력을 강화시킬 수 있다는 결론을 도출할 수 있다.

인지예비력의 위력은 진료실에서 매일 깨닫는다. 두통이나 어지럼증으로 인해 머리 사진을 우연히 찍어보게 되는 환자들 중 상당수는 뇌가 심하게 위축되어 있는데도 불구하고, 인지기능에 별다른 문제가 없는 경우가 많다. 이러한 분들의 이야기를 들어보면, 70살 이후에도 본인의 영역에서 왕성하게 활동하며, 주변인들과 원만한 관계를 유지하고 있으므로 나이 들었다는 생각을 전혀 하지 않은 경우가 많다. 오히려 당뇨나 고혈압이 제대로 조절되지 않고, 술과 담배를 많이 하는 10살 아래인 젊은 환자들보다 더욱 건강하다.

이렇듯 아름다운 노년을 맞이하기 위해서는 사회적인 관계를 잘 유지하며, 균형 있는 습관을 실천하고, 스트레스를 줄여 뇌를 건강하게 지켜야 한다는 점을 명심하라.

뇌세포, 노년기에도 생성된다고?

오랜 기간 학술계에서는 신경세포는 새로 생기지 않고, 가진 세포를 매일 잃어가는 것이라고 확신했다. 하지만 수년 전부터 신경세포가 실제로 자란다는 사실이 실험에서 입증되었다. 특히 뇌에서 해마라는 부위는 나이에 따라 독성 스트레스와 같은 원인에 따라서 가장 빨리 손상되는 부위기도 하지만, 어떻게 사용하는지에 따라 커질 수도 있다.

뉴런은 전기 자극의 형태로 정보를 처리하며, 신경섬유를 통해 신경세포에서 또 다른 신경세포로 전달된다. 또한 뇌 시냅스 부위는 자극을 받으면 새로 생성되어 두꺼워지고, 사용하지 않으면 수축되어 결국 사멸한다.

인지예비력은 노화와 관련된 뇌의 퇴행성 위축뿐 아니라 신경발달장애로 인한 신경 손상에 대항해 인지기능을 정상적으로 유지하는 힘이 된다. 뇌의 크기나 두께 등과 함께 장기간에 걸친 교육, 운동을 포함한 신체적·정신적·사회적 활동 등 다양한 요인으로 인해 인지예비력이 강화된다.

더 나아가 단기간의 적극적이고 다양한 활동을 통해 뇌의 기능적인 개선뿐 아니라 구조적인 변화까지 일으킬 수 있다. 이는 '뇌형성력brain plasticity' 혹은 '인지형성력cognitive plasticity'이라고 한다. 뇌졸중을 겪은 후 재활치료를 하는 사람들을 위해 인지형성력을 증진시키는 대표적인 방법으로 인지 훈련과 신체적 운동이 있다.

장년기나 노년기에서도 평소에 뇌를 단련하는 훈련 활동과 함께 뇌를 체계적으로 사용한다면 인지기능을 단순히 호전시키는 데 그치지 않고, 인지예비력을 키울 수 있다.

인지예비력이 강한 사람은 그렇지 않은 사람에 비해 같은 정도의 퇴행성 뇌질환을 앓더라도 치매 증상 및 생활 기능의 저하가 억제되거나 늦게 발생할 것이다. 인지예비력은 장기간에 걸친 생활 습관이나 태도에 따라 달라진다. 이는 인간의 뇌에 **가소성** 또는 **형성력**이 있기 때문이다.

보통 신체적인 운동을 통해 근육이 강화되는 것은 잘 알고 있다. 그런데 뇌신경은 노화로 인해 세포가 소실되어 기능을 상실하게 될 경우, 다시 회복하는 것은 어렵다. 그러나 신경세포도 근육과 같이 특정한 자극이나 활동에 의해 장기간 지속 가능한 변화를 기대할 수 있다.

한편, 뇌는 '위축'될 수 있지만, '성장'하는 것도 가능하다. 그러므로 노년기에도 평소 생활 습관에 따라 뇌세포는 생성되기도 한다. 이를 위해 가장 중요한 것은 바로 **'ESP'(E: 제대로 잘 먹고, S: 잘 자고, P: 잘 놀 줄 알아야 한다)**라고 할 수 있다. ESP는 초능력을 뜻하는 'ExraSensory Perception'의 약자로 사용되지만, 초능력만큼이나 뇌를 위한 평생의 습관에 기초가 될 것이라고 확신한다.

뇌 건강 주치의 손유리의 뇌~ 톡톡talk talk! ①

1. 뇌에 대한 고민, 어느 곳을 찾아가야 하나요?

머리가 아프다, 어지럽다, 기억력이 떨어진다 등 뇌에 관련된 고민이 있을 때 흔히 신경과, 신경외과를 떠올리게 됩니다. 그중 **신경과**는 신경계와 관련된 내과 질환을 진단합니다. 뇌 및 뇌혈관, 척수, 말초신경 근육 및 피부에 이르기까지의 신경계 전반에 걸친 문제에 관해 수술을 하지 않고 약물요법으로 치료합니다. 주로 뇌졸중, 뇌경색, 치매, 파킨슨병, 뇌전증, 뇌염, 뇌수막염, 말초신경병증 등이 이에 해당되죠.

반면, 신경외과는 내과가 아닌 **외과**라는 차이가 있는데, 수술적인 치료가 필요한 뇌출혈 및 뇌경색, 뇌와 척수 등의 종양성 질환, 경추 및 요추의 디스크와 척수기형 등의 질환을 상담하고 치료합니다. 즉, 약물 치료와 수술 치료라는 치료 방식이 다른 것이 가장 큰 차이입니다.

물론 진단을 통해 두통이나 어지럼증, 손발 저림 등의 원인이 무엇인지 확실하게 나오기 전에는 정확하게 나누기 어려울 때가 있죠. 신경과에 내원하게 되면 진찰과 검사를 통해 질환을 찾고, 수술이 필요한 경우에는 신경외과로 연결해 드리는 경우가 있습니다.

2. 부모님이 치매와 파킨슨병이라서 걱정이 됩니다.

뇌질환은 유전인가요?

부모나 형제가 병이 있으면, 그 병에 대해 관심을 더 기울이게 됩니다. 우선, 가족력과 유전 질환을 구분해야 막연한 걱정에서 벗어날 수 있는데요. 유전성 질환은 특정한 유전자나 염색체의 변이에 의해 질병이 발생하는 것으로, 이상 유전자의 전달 여부가 질병의 발생 유무를 결정합니다. 다운증후군이나 붉은색과 녹색의 차이를 구별하지 못하는 적녹색맹, 혈액 내 혈소판이 부족해 출혈이 잦은 혈우병 등이 대표적인 유전성 질환으로 꼽힙니다.

가족력이라는 것은 3대에 걸친 직계가족 중에서 2명 이상이 같은 질병에 걸린 경우, 가족력이 있다고 봅니다. 고혈압은 부모 모두 정상일 때 자녀의 발병률은 4%에 불과하지만, 부모 중 한쪽이 고혈압일 때 30%, 양쪽 모두 고혈압일 때 50%까지 발병률이 증가합니다. 가족은 음식, 수면, 일상 활동 등을 포함해 생활 습관과 주거 환경을 공유하며 비슷한 환경에 놓여 있을 가능성이 높기 때문입니다.

그러나 치매나 파킨슨병이 유전적인 요인으로 발생하는 경우는 드물다고 할 수 있습니다. 하지만 가족들이 공통된 생활 습관을 공유하는 경우, 병이 동시에 발병할 가능성이 높아집니다. 가족력은 생활 습관을 개선하거나 검진을 통한 조기 치료로 예방할 수 있고, 발병 시기를 늦출 수도 있습니다.

3. 인지예비력이 도대체 뭔가요?

인지예비력이라는 개념은 뇌 변화의 중증도와 겉으로 드러나는 인지 능력 저하의 중증도가 항상 일치하지 않는 데서 시작되었습니다. 교육을 많이 받거나 직업 혹은 여가 활동 등 평생에 걸쳐 많은 경험을 쌓게 되면, 남들에 비해 뇌가 생물학적으로 퇴화되었을 때 더욱 잘 견딜 수 있습니다. 그러므로 노화에 따른 뇌의 변화를 능동적으로 대처하자는 의미를 지니고 있죠. 다시 말해, 충분히 성숙한 뇌는 손상 및 질병 그리고 부상의 영향에서 그렇지 못한 뇌보다 오래 지탱할 수 있습니다.

2장

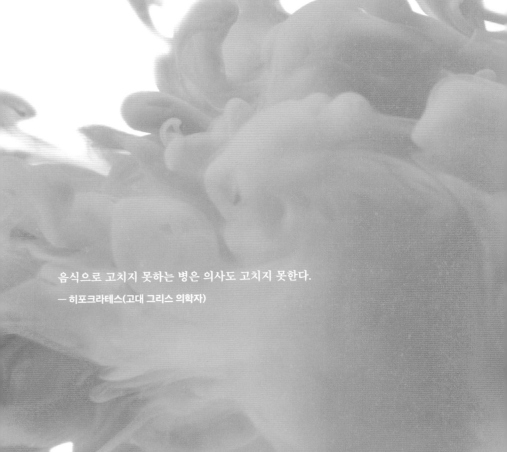

음식으로 고치지 못하는 병은 의사도 고치지 못한다.

― 히포크라테스(고대 그리스 의학자)

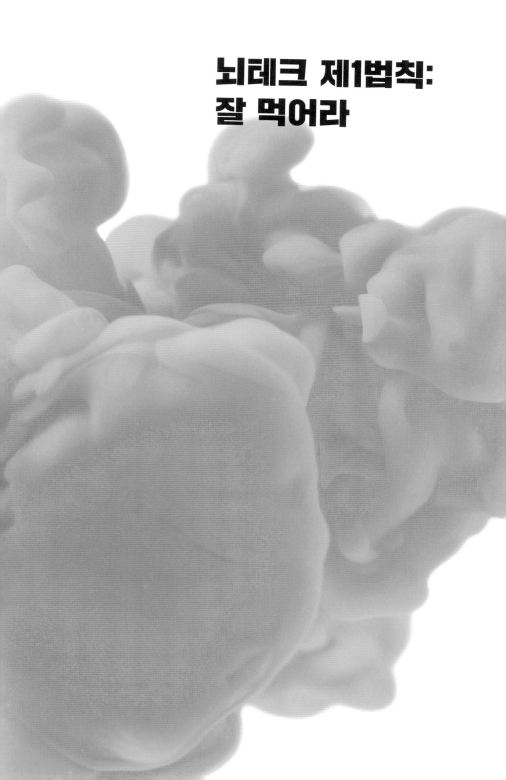

뇌테크 제1법칙:
잘 먹어라

뇌 건강 주치의 손유리와 함께하는
뇌~ 건강 퀴즈 OX ②

1. 내가 먹는 음식은 모두 뇌로 들어간다.

   뇌에는 뇌 혈류 장벽이 있어서 모든 물질이 통과할 수는 없다.

2. 영양소 결핍만으로도 치매가 생길 수 있다.

   신경세포를 구성하는 영양 성분이 부족하면 뇌세포의 기능이 저하되며, 치매가 발생할 수 있다.

3. '오메가 3'과 '오메가 6'은 많이 먹을수록 좋다.

   '오메가 3'과 '오메가 6'은 비율이 중요하다.

먹는 게 곧 남는 것!

"먹는 것이 남는 것이다!"

내가 가장 좋아하는 명언 중 하나다. 이 말은 '제대로 먹지 않으면 모든 것을 잃을 수 있다'는 의미가 내포되어 있다.

한국인의 3대 사망 원인인 뇌졸중, 암, 심혈관 질환의 공통점을 살펴보면, 모두 예방과 치료에서 식습관이 필수적이다. 이렇듯 음식은 뇌 기능에 많은 영향을 미친다.

그렇다면 잘 먹는다는 것은 무엇을, 얼마만큼, 어떻게 먹어야 하는 걸까? 히포크라테스는 "좋은 음식을 잘 먹어서 약이 되게 하라"는 명언을 남겼다. 즉, '잘 먹는다는 것'은 뇌테크 제1법칙을 잘 실천하고 있다는 것이다.

우리가 먹는 음식의 영양소는 모두 뇌로 들어갈까? 결론은 그렇지 않다. 만일, 몸에 들어오는 모든 물질이 뇌로 들어간다면 수많은 대사산물과 찌꺼기, 독소, 약물이 뇌 안에서 아수라장을 만들고 있을 게 분명하다. 다행스럽게도, 수많은 영양소가 뇌로 들어가기까지 겹겹의 안전장치가 있어 필요한 물질들만 통과하게 된다.

뇌를 보면, 외부의 충격으로부터 보호하기 위해 단단한 머리뼈가 일차적인 방어막을 형성한다. 간혹 골절이 발생하더라도 내부에 가죽처럼 질긴 뇌막이 뇌를 둘러싸고 있는데, 바깥쪽부터 순서대로 경막·거미막·연질막이라고 한다.

더 안쪽으로는 뇌세포를 둘러싸고 있는 혈액뇌장벽이 있다. 뇌혈관을 통해 외부 물질이 뇌로 곧바로 들어오지 못하게 막는 담벼락 역할을 한다. 이 담벼락은 포도당, 필수 아미노산, 전해질 등이 내피세포를 통해 통과하도록 한다. 하지만 혈중의 대사산물, 독소 등은 뇌세포로 들어오지 못하게 차단하는 역할을 한다.

뇌는 주로 수분, 단백질 및 지방으로 구성되어 있다. 따라서 정상적인 기능과 구조를 유지하려면 충분한 산소와 포도당 및 염분 등의 전해질이 끊임없이 공급되어야 한다. 하지만 뇌는 이를 저장할 능력이 없으므로, 뇌동맥의 혈액으로부터 끊임없이 공급되어야 한다. 뇌 혈액순환이 10초만이라도 정지된다면 혼수상태에 빠질 수 있기 때문이다. 뇌에서 받아들인 영양소는 주로 신경세포의 흥분 및 전달 기능과 신경전달물질을 생산하고 일하는 힘을 만드는 데 사용된다.

이제, 뇌에 필수적인 영양소는 어떤 게 있는지를 알아보자.

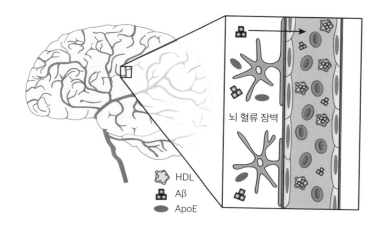

뇌 혈류 장벽

HDL
Aβ
ApoE

뇌에는 뇌 혈류 장벽이 있어서 필요한 물질들만 통과시킨다.

출처: Courtney Lane-DonovanJoachimHerz(2017) Tissue Engineering: Building a better blood-brain barrier eLife6:e31808.

뇌 기능을 살리는 필수영양소는?

인간은 음식을 먹지 않고도 몇 주 동안 살 수 있으나, 물을 마시지 않고는 단 며칠도 버틸 수 없다. 우리 몸은 대략 60%가 물로 이루어져 있는데, 뇌는 수분의 비율이 80%로 더 높다.

물은 뇌 안에서 일어나는 모든 화학반응에 관여하기 때문에 뇌세포 사이에 물, 미네랄, 염분이 정교한 균형을 이루어야 한다. 만일, 탈수로 인해 수분이 부족해지면, 뇌세포 기능이 떨어지게 된다. 브레인 포그, 즉 마치 머리에 안개가 낀 듯이 정신의 혼미, 업무 효율의 감소, 감정 변화 등이 오로지 탈수로 인해 생길 수도 있다.

그럼, 하루에 어느 정도 양의 물을 섭취해야 하는 걸까.

우리 몸에 필요한 물의 양은 외부 기온·체격·활동량 등에 의해 달라진다. 따라서 여자는 약 2.5ℓ, 남자는 약 2.7ℓ 정도의 물을 마셔야 뇌가 정상적으로 기능한다.

만일, 물이 없다면 어떻게 하면 좋을까. 식사 후에 마시는 차 종류가 떠오를 것이다. 그러나 차는 차로 마셔야지 물이 아니라는 것을 명심하자. 하지만 물은 성분에 따라 그 맛이 매우 다르고, 물

뇌의 수분 보충, 물 마시기

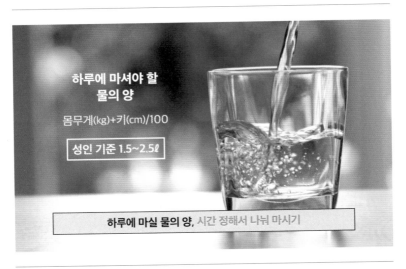

하루에 마셔야 할
물의 양

몸무게(kg)+키(cm)/100

성인 기준 1.5~2.5ℓ

하루에 마실 물의 양, 시간 정해서 나눠 마시기

물 대신 마실 수 있는 차의 종류

물로 대체 불가능한 차	물로 대체 가능한 차
녹차, 우롱차, 홍차, 메밀차, 옥수수수염차, 둥굴레차	현미차, 보리차, 옥수수차

을 대체할 수 있는 차는 따로 있다.

녹차나 홍차는 카페인이 포함되어 있어 물처럼 과하게 마실 경우, 커피의 부작용과 같이 불면증이나 위장장애 또는 두통을 일으킬 수 있다. 또한 탈수 현상을 일으켜 체내 수분을 오히려 빼낸다. 그 외에도 옥수수수염차와, 결명자차는 이뇨 작용이 강해 소변량이 늘면서 체내 수분 부족을 일으켜 탈수 증상이 악화될 수 있다. 뿐만 아니라 일어섰을 때 어지럼증을 느끼는 기립성저혈압을 유발할 수 있다.

반면, 물을 대체할 수 있는 음료는 보리차 및 현미차 등의 곡차가 있다. 물 대신 이러한 음료를 섭취한다면 뇌테크 제1법칙을 훌륭하게 실천할 수 있다.

한국인은 밥심? 세계인도 밥심!

인류의 주 에너지원이자 연료인 영양소는 바로 탄수화물이다.

다른 장기는 지방이나 당이 모두 에너지로 변환되어 사용될 수 있으나, 뇌는 오로지 포도당이라는 당에만 의존한다. 더욱이 탄수화물은 섭취 후 분해되어 에너지로 사용될 수 있도록 혈류로 흡수되는데, 그중 포도당은 혈뇌 장벽을 빠른 속도로 통과해 뇌세포 전체에 연료를 공급한다. 활동량에 따라 개인차가 있겠으나, 건강한 뇌가 하루에 소모하는 포도당의 양은 대략 62g이다.

탄수화물은 단순히 에너지원으로만 활용되는 것이 아니라 기분과 행동에도 영향을 미친다. 식사를 할 때 탄수화물을 풍부하게 섭취하면 인슐린의 분비가 촉진되는데, 인슐린이 세로토닌의 전구체인 트립토판이 뇌로 전달되는 것을 가속화하는 효과가 있다. 그래서 밥이나 빵을 먹을 때 기분이 좋아지고 안정감을 느낄 수 있게 된다.

그림에서 볼 수 있듯이 현미, 잡곡밥, 통밀빵처럼 우리가 '달콤하지 않다'고 생각하지 않는 식품이 최고의 천연 포도당 공급원이다.

바람직한 탄수화물의 예는 다음과 같다.

1. 현미, 수수, 보리 등 도정하지 않은 통곡물

2. 렌틸콩, 병아리콩, 검은콩 등 콩류

3. 고구마, 참마, 호박, 당근, 파, 순무, 양파 등 야채류

4. 키위, 포도, 살구 등 과일류

바람직한 탄수화물 섭취의 예

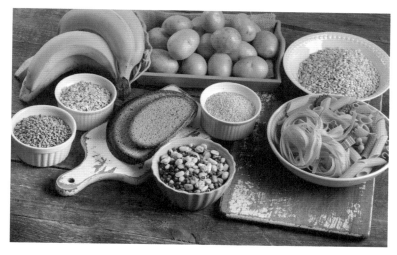

현미, 수수, 보리 등 탈곡하지 않은 통곡물
렌틸콩, 병아리콩, 검은콩 등의 콩류
키위, 포도, 살구 등의 과일

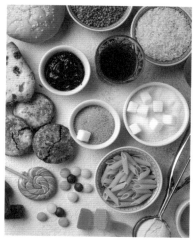 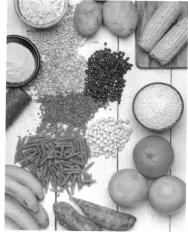

더 좋은 탄수화물로 대체하는 것이 현명하다.

다시 말해, 뇌 기능을 활성화하기 위해서는 섬유질이 풍부한 야채나 과일 그리고 통곡물 등 당지수가 낮은 탄수화물을 섭취하는 것이 바람직하다.

지방, 그것이 알고 싶다

　뇌의 11%는 지방으로 이루어져 있다. 인체 내의 지방은 저장지방과 구조지방으로 구분할 수 있는데, 우리를 괴롭히는 옆구리살이 바로 저장지방에 속한다. 반면, 뇌에서 발견되는 지방은 대부분 구조지방이다. 인지질이나 스핑고지질 같은 구조지방은 뇌세포와 세포 사이 연결을 구성하고 지지해 주는 수단으로 사용된다.

　특히 신경세포(뉴런)는 지방으로 된 막이 감싸고 있는데, 오메가-3 지방산과 인지질 같은 구조지방으로 되어 있다. 뇌가 필요로 하는 지방은 혈뇌 장벽을 통과해 뇌 전체의 세포막에 풍부하게 함유되어 있는 다가불포화지방산인데, 오메가-3 지방산과 오메가 6 지방산이 이에 포함된다. 따라서 두 지방산의 비율을 2:1로 맞추는 게 무엇보다 중요하다.

　그렇다면 오메가-3 지방산에 관해 자세히 알아보자.

　오메가-3 지방산의 주요 성분은 알파-리놀렌산ALA, EPA, DHA 등으로 구성되어 있다. 첫째, 알파리놀렌산ALA은 아마씨, 들깨, 견과류, 치아씨 등 식물성 기름에 많이 들어 있다. 이를 섭취하면 불

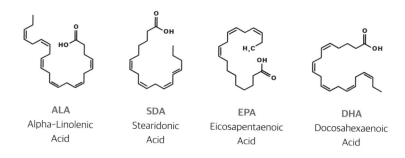

ALA
Alpha-Linolenic
Acid

SDA
Stearidonic
Acid

EPA
Eicosapentaenoic
Acid

DHA
Docosahexaenoic
Acid

오메가-3 지방산의 주요 성분은 알파-리놀렌산(ALA), EPA, DHA 등이다.

안·우울·스트레스 및 심혈관 질환을 낮춰서 건강에 효과가 있다고 알려져 있다. 둘째, EPA는 눈의 망막세포와 기억력을 관장하는 해마세포의 주요 성분이다. 고등어, 정어리, 연어, 참치 등 등이 푸른 생선 기름에 많이 들어 있다. 혈중 콜레스테롤 수치와 중성지방 수치를 낮추며, 동맥경화를 일으키는 혈전(피떡)을 차단해 혈액의 원활한 흐름을 돕기도 한다. 셋째, DHA는 뇌의 근간이 되는 필수영양소로서 해조류, 멸치, 고등어, 참치 등의 생선에 많이 포함되어 있다. 기억력을 개선하고, 뇌 기능을 활발하게 할 뿐만 아니라 콜레스테롤 수치를 낮추고, 치매나 암을 예방하는 효과가 있다.

이처럼 오메가-3 지방산은 체내에서 합성되지 않기 때문에 반드시 외부에서 섭취해야 한다. 염증을 방지하고, 혈액을 맑게 해주고, 혈액순환을 좋게 만들어 주는 등 우리 몸에 중요한 역할을 한다.

한편, 식물성 오메가 3도 훌륭한데, 식물성 오메가 3는 해조류에서 추출한다. 연어나 다랑어 같은 큰 물고기에는 수은이 축적되어 있을 수 있기 때문에 멸치나 정어리처럼 중금속으로부터 비교적 자유로운 작은 생선으로 만든 오메가 3를 먹어야 한다.

단백질의 힘!

단백질은 뇌와 네트워크를 구성하는 기본 요소다. 뇌의 기능을 원활하게 해주며, 대부분의 신경전달물질을 조절하고 대사에 관여한다. 아미노산은 신체와 뇌 기능의 필수적인 영양소며, 신경전달물질은 모두 단백질로 이루어져 있다. 단백질 섭취가 부족하면 이들이 합성되는 데 문제가 생기므로, 결국 뇌가 일을 제대로 할 수 없게 된다.

뇌의 주요 신경전달물질은 세로토닌, 도파민, 카테콜아민 등이 있다. 세로토닌은 아미노산인 트립토판에서 만들어지며, 카테콜아민은 티로신 아미노산으로부터 만들어진다. 아미노산은 뇌에 있는 단백질이 분해되거나, 우리가 섭취한 단백질로부터 공급받아 생산된다. 즉, 뇌 건강을 위해서는 고단백의 음식을 섭취하는 것이 매우 중요하다.

세로토닌, 도파민 그리고 비타민과 미네랄의 비밀

세로토닌은 '행복 호르몬'이라고 불리며, 감정 조절과 수면 패턴은 물론 기억과 식욕에 영향을 미친다. 우울증 환자에게서 결핍되기 쉬운 대표적인 신경전달물질이 바로 세로토닌이며, 치매와 연관된 기억력 저하에도 영향을 줄 수 있다.

세로토닌의 재료, 트립토판이 풍부한 식품
치아씨, 우유, 요구르트, 호박씨, 자두, 스피룰리나, 밀빵 등

세로토닌은 트립토판이라는 아미노산을 전구물질로 사용해 체내에 합성되는데, 이는 뇌에서 트립토판을 얼마나 이용할 수 있는지에 달려 있다. 트립토판은 인체에서 생성되지 않기 때문에 일정량을 식품으로 섭취해야 한다.

또한 도파민은 쾌락과 즐거움을 느끼게 해주며, 몸의 움직임을 통제하고, 보상이나 동기 그리고 주의력 기능을 책임지는 신경전달물질이다. 파킨슨병과 조현병, 약물중독 같은 몇 가지 질병은 도파민의 결핍과 연관되어 발생한다.

도파민의 재료, 페닐알라닌의 공급원이 되는 식품
치즈, 대구, 연어, 농어, 닭고기, 돼지 다리살,
대두, 땅콩, 치아씨, 아몬드, 병아리콩, 강낭콩, 렌틸콩 등

한편, 비타민은 에너지를 직접 생산하지는 않는다. 뇌의 활동 및 에너지 생성을 보조하고, 다양한 물질대사 과정에 필수적인 역할을 한다.

가. 비타민 B1

티아민으로 알려진 비타민 B1은 아세틸콜린이라는 신경전달물질을 만드는 데 이용된다. 아세틸콜린은 기억력을 향상시켜 주는 물질이다.

비타민 B1이 풍부한 식품

- 고기, 생선, 달걀 등 동물성 식품
- 도정하지 않은 곡물, 콩, 견과류, 감자 등

비타민 부족 시 발생하는 뇌신경계 질환

비타민	체내 부족 시 나타날 수 있는 신경계 질환
B1	피로, 무기력증, 허약, 말초신경병증, 베르니케 코르사코프 증후군
B6	말초신경병증, 두통, 빈혈, 우울
B12	말초신경병증, 척수질환 및 치매

나. 비타민 B6

비타민 B6은 항스트레스 비타민이라고도 불릴 만큼 정신적인 피로를 줄이는 데 중요한 역할을 한다. 또한 세로토닌과 노르에피네프린을 합성하는 재료가 되기도 한다. 따라서 B6이 결핍되면 예민함, 집중력 상실, 피로, 우울감, 근육통이 발생할 수 있다.

비타민 B6이 풍부한 식품

어육류, 달걀, 돼지고기, 현미, 바나나, 시금치, 대두, 감자

다. 비타민 B9

비타민 B9(엽산)는 뇌 기능을 보존하고 기억력을 향상하는 데 도움을 주므로, 임산부의 필수영양소로 꼽힌다. 체내 엽산 수치를 높이려면, 녹색 채소를 많이 먹는 것이 좋다.

비타민 B9가 풍부한 식품

- 브로콜리, 시금치, 케일, 아스파라거스, 로메인 상추 등
- 느타리버섯과 송이버섯 등

라. 비타민 B12

비타민 B12는 기억력과 집중력을 발휘하는 데 필요하다. 또 성취감, 만족감 등을 느끼도록 함으로써 동기부여를 하는 호르몬인 도파민을 생산하는 데 중요한 역할을 한다.

비타민 B12가 풍부한 식품

고기, 생선, 달걀 등 동물성 식품

대량무기질(하루 섭취량이 100mg 이상인 무기질)

	주요 기능	결핍	과잉
칼슘 (Ca)	골격·치아 형성, 혈액응고, 근육의 수축과 이완 작용	저칼슘혈증(손·발·얼굴의 근육 수축 또는 경련), 구르병, 골다공증, 골연화증	변비, 신장 결석
인 (P)	DNA와 RNA의 구성 성분, 영양소의 흡수와 운송, 산과 염기의 균형 조절	어린이는 성장에 영향, 성인은 골다공증, 근육 약화, 식욕부진	부갑상선호르몬의 수치가 증가되어 뼈 및 심혈관계 질환 발병
나트륨 (Na)	산과 염기의 평형 유지, 근육·신경 자극 반응, 포도당·아미노산을 흡수하는 데 필수적인 역할	두통, 구역, 구토, 근육 경련, 실신	고혈압·위궤양 및 신장 질환과 심혈관계 질환 발병
칼륨 (K)	체액의 삼투압과 수분의 평형 조절, 산과 염기의 균형 조절, 근육섬유의 수축 조절	근육 경련, 식욕 저하, 불규칙한 심장박동, 무기력	당뇨나 부정맥 등의 증상이 있는 사람은 배탈, 위장장애, 천공 등의 증상 발생
마그네슘 (Mg)	다양한 효소의 활성제, 신경 자극의 전달 작용, 근육의 긴장과 이완 작용	눈 밑 경련, 근육 뭉침, 불안감, 무기력증	신장 질환이 있는 사람은 구토 및 환각 증상 발생
황 (S)	케라틴 단백질 성분, 해독 작용	피부염, 각기병, 신경염, 손톱과 발톱 연화증	소화불량, 골다공증

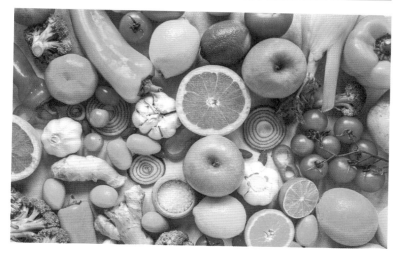

비타민과 무기질은 혈뇌장벽을 통과하며 많은 역할을 담당한다.

마지막으로, 미네랄은 신경 전달을 조절한다. 마그네슘, 아연, 구리, 철, 아이오딘, 셀레늄, 망간 그리고 칼슘이 여기에 해당한다. 이러한 미네랄은 부족해도, 너무 과해도 뇌 독성을 지닐 수 있다 는 것을 명심해야 한다.

장은 제2의 뇌-장 건강이 곧 뇌 건강이다

'장뇌축'이라는 말은 장과 뇌신경계의 기능적인 연결 고리를 말한다. 장에서 사는 미생물의 부산물이 혈액을 타고 순환하며 면역, 물질대사뿐만 아니라 뇌 기능 등을 조절하는 것이라고 할 수 있다.

마이크로바이옴이란 인간 몸체의 안팎에 서식하는 미생물(마이크로바이오타, microbiota)과 그들의 유전정보(게놈, genome)의 합성어다. 태아일 때는 무균상태의 장으로 태어나지만, 성장하면서 미생물총이 점차 다양해진다. 이로 인해 성인이 되면 장 속에서 이

마이크로바이옴

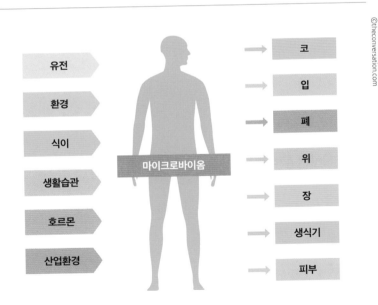

ⓒtheconversation.com

유전
환경
식이
생활습관
호르몬
산업환경

마이크로바이옴

코
입
폐
위
장
생식기
피부

인간의 미생물들은 구강, 피부, 장, 생식기를 포함해 전신에 100조 개 정도 분포되어 있다.

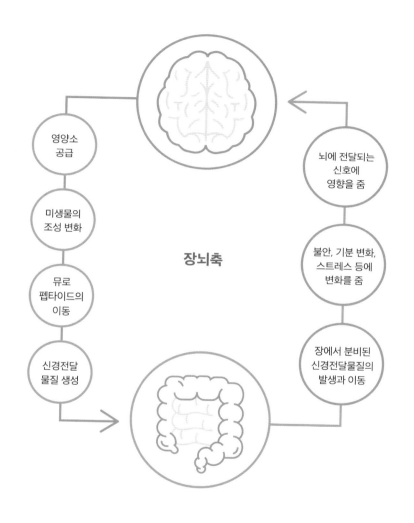

장의 미생물 부산물인 뮤로펩타이드가 혈액을 타고 순환하며, 시상하부의 뉴런과 대사에 영향을 미친다.

들 중 90% 이상이 살아간다.

그중 대표적인 장내 미생물은 장내 상피세포에 서식하며, 음식을 소화하는 데 도움을 주기도 한다. 또한 병균에 대항해 병원균의 감염을 차단하는 기능도 함께 수행한다. 아울러 균과는 전혀 관계가 없을 것 같은 뼈의 생성, 지방 대사, 혈관 및 비타민을 생성하기도 한다.

마이크로바이옴은 뇌의 기능, 염증 및 혈관 상태뿐만 아니라, 기분·행동·인지기능이나 에너지 대사까지 조절할 수 있다. 또한 여러 가지 질병을 유발하는 요인이 될 수 있는데, 자폐증이나 우울증 그리고 불안장애 등의 공인된 원인으로 알려져 있다. 장에서 뇌로 사이토카인 같은 화학적 신호를 보내 뇌신경계의 염증을 일으킨다. 이는 파킨슨병이나 알츠하이머 치매 등과 같은 퇴행성 뇌질환과도 깊은 관계가 있을 수 있다는 주장도 제기되고 있다.

또한 '행복 호르몬'이라고 알고 있는 세로토닌도 뇌에서만 나오는 게 아니다. 장에 있는 장 크롬 친화성 세포가 세로토닌의 95%를 생산하는 주요 공급처가 된다. 이곳에서 세로토닌이 생성되도록 신호를 주는 것은 장내 미생물의 물질들이다. 우리가 스트레스를 받거나 화가 나는 상황이 되면 노르에피네프린이나 에피네프린 같은 아드레날린 호르몬이 올라간다. 이로 인해 교감신경이 높아지게 되어 장내 미생물이 증식하고, 세균을 통해 발생하는 독소는 다시 스트레스를 악화시키게 된다. 이때 장내 환경이 좋아서 복원력이 있는 건강한 사람들은 장 크롬 친화성 세포에서 세로토

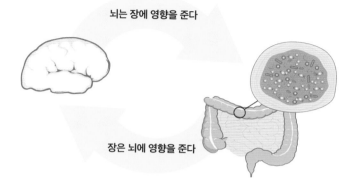

뇌는 장에 영향을 준다

장은 뇌에 영향을 준다

장내 미생물은 장과 뇌에서 세로토닌이 생성되도록 신호를 준다.

닌을 다량 생산함으로써 심신을 안정시켜 준다.

한편, 우울증이라는 것은 뇌에서 세로토닌, 노르에피네프린, 가바 같은 신경전달물질을 조절하는 데 이상이 생긴 것이다. 이런 신경전달물질의 생성 역시 장내 미생물들이 영향을 줄 수 있다.

건강한 상태일 때는 장내 미생물을 균형 있게 유지하다가 항생제나 잘못된 식이 때문에 유익균에 비해 다른 유해균이 늘어나게 된다. 이때 군집 불균형이 생기고, 장벽이 무너질 수 있다. 정상적인 상태에서 존재하던 미생물은 이렇게 균형이 파괴되면서 군집 형태가 아닌, 일부 소수로 존재하던 미생물종들이 비정상적으로 증가하는 것을 군집 붕괴dysbiosis라고 한다.

이렇게 되면 치매나 파킨슨병 같은 뇌질환, 자가면역질환 등을 일으킬 수도 있다. 한편, 파킨슨병 환자들은 자율신경계 이상, 삼킴 장애, 복부팽만, 변비 등 위장관 증상을 대부분 동반하고 있다. 한 실험에서 파킨슨병 환자의 장내 미생물을 살펴보니, 부티르산˙같은 SCFA를 만드는 세균들이 부족하다는 것이 관찰되었다. 또한 알츠하이머 치매 환자들의 장내 미생물총을 조사해보니, 정상인에 비해 미생물총이 다양하지 않았다.

결론적으로, 장내 미생물은 장뇌축을 매개로 해 신경계 간 상호작용에 중요한 역할을 담당한다. 장내 미생물은 다양한 신경전달물질과 면역조절물질을 분비하거나, 신경이나 면역 신호를 직접 조절해서 뇌 발달 과정이나 인지·감정·행동 등을 조절한다.

그래서 "장은 제2의 뇌"라고 강조하는 것이다. 따라서 "장 건강이 곧 뇌 건강"이라는 신념을 가지고 평소 식습관 및 다양한 활동을 하는 데 있어 실천 전략으로 삼기를 바란다.

● 장내세균이 만드는 가장 중요한 대사물질이라고 알려져 있다. 식이섬유를 섭취해 부티르산의 생성이 증가되면, 대장에서 암 발생을 낮출 가능성이 있다. 반면, 부티르산의 생산이 원활하지 않은 과민성장증후군 환자에서는 점막의 손상과 염증이 관찰된다.

장내세균과의 '동침'-"오늘 뭐 먹지?"

장내세균들은 어떻게 관리하는 게 옳을까. 그 해답을 찾기 전에 우리는 어떤 것들이 장내 미생물을 조절하는가를 먼저 살펴봐야 한다.

물론 위장에 많이 존재하므로 식생활이 가장 중요하다. 장내 미생물을 다양하게 지킬 수 있는 음식이란 뭘까. 그들의 먹이가 되는 프리바이오틱스를 잘 먹고, 장내 미생물인 프로바이오틱스의 수치를 높여서, 그 대사산물인 포스트바이오틱스를 활성화하는 것이다.

우리가 소화할 수 없어서 미생물에게 전해질 수 있는 미생물의 먹이, 이것이 바로 프리바이오틱스다. 이 중에서도 '미생물이 접근할 수 있는 탄수화물을 MAC이라고 한다. 장내 미생물은 MAC을 더이상 찾을 수 없게 되면, 장을 갉아먹기 시작한다. 장을 보호하는 점액층에 MAC이 함유되어 있기 때문이다. 이로 인해 장 점막이 약해지면 면역력이 약해지고, 각종 질병에 취약해질 수 있다.

프로바이오틱스는 살아 있는 미생물 자체를 말하는데, 크게 비피더스균과 유산균으로 나눌 수 있다. 프로바이오틱스는 먹는다고 해서 장 속에 오랫동안 남아 있는 것은 아니다. 2주 후에는 모두 사라진다. 그러므로 좋은 장 환경을 지속적으로 만들어 줄 필요가 있다.

그럼, 뭘 먹어야 할까.

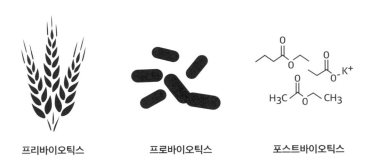

프리바이오틱스   프로바이오틱스   포스트바이오틱스

프리바이오틱스를 잘 먹고, 장내 미생물인 프로바이오틱스 수치를 높여서, 그 대사산물인 포스트바이오틱스가 잘 활성하도록 해야 한다.

한국인들이 즐겨 찾는 김치에는 김치 유산균인 바이셀라라고 하는 발효균이 풍부하다. 따라서 포스트바이오틱스를 건강한 수준으로 유지하는 가장 좋은 방법은 프리바이오틱스 섭취를 늘려 장내 프로바이오틱스 수치를 높이는 것이다. 프리바이오틱스와 프로바이오틱스가 균형을 이룬 상태에서만 포스트바이오틱스가 유익한 효능을 제대로 발휘할 수 있다.

반면, 설탕은 유익한 미생물의 성장을 억제하고, 장내 미생물 생태계를 단순하게 한다. 이외에도 색료·향료·유화제·보존제 등 화학적 처리가 된 음식, 인공 물질이 많이 포함된 가공식품은 장내 생태계의 군집 형성을 저해한다. 더욱이 비만을 촉진하는 요인이 될 수 있으므로 유의해야 한다.

카페인, 버릴까? 말까?

국제커피기구에 따르면, 지난 10년간 커피 소비는 연평균 2.1%씩 증가했다. 이는 전 세계적으로 매일 20억 잔이 소비되고 있다는 것을 의미한다.

그렇다면 커피는 건강에 좋을까, 나쁠까. 하루에 어느 정도 먹는 게 건강에 덜 해로울까.

카페인의 하루 권고량은 400mg 이하로 제한되어 있다. 그런데 프랜차이즈 커피, 편의점 커피, 믹스 커피 등 커피마다 카페인 함량도 제각각이다. 더구나 홍차, 콜라, 코코아에 들어 있는 카페인도 함께 고려해야 한다.

우선, 커피의 장단점을 살펴보자.

커피는 가장 대표적인 3가지 장점이 있다. 첫째, 커피는 피로도를 감소시켜 공부나 일에 집중할 수 있게 해준다. 카페인 성분이 신경세포를 흥분시켜, 뇌에서는 피로하지 않다는 '거짓 신호'를 보내므로 성취감마저 느끼게 한다. 둘째, 블랙커피는 체지방 감소에 도움을 준다. 한 연구에 따르면, 매일 서너 잔의 커피를 마시면 대략 4%의 체지방이 감소하는 사실을 발견했다. 이는 카페인이 신진대사를 증가시켜 잠재적으로 더 많은 칼로리를 소모하고, 체지

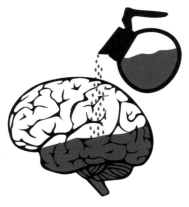

LOADING...

현대인들은 카페인의 힘으로 뇌를 작동시킨다.

방 감소에 도움을 주기 때문이다. 셋째, 커피는 일부 질병을 예방하는 데 도움이 된다. 커피에 들어 있는 항산화제에 의해 제2형 당뇨병과 일부 구강암, 대장암의 위험을 감소시키는 데 도움이 된다는 연구들이 있다. 또한 관상동맥 질환, 뇌졸중, 신장병으로 사망할 가능성을 비교적 낮춰주는 것으로 알려졌다. 아울러 아밀로이드베타 단백질의 생성을 줄이고 또 제거를 도와서 알츠하이머 치매에 예방 효과가 있는 것으로 밝혀졌다. 특히 뇌의 도파민이 부족해서 발생하는 파킨슨병에서는 미세 아교세포의 증식이 두드러져 심각한 신경염증으로 이어지는데, 카페인이 이를 억제한다.

하지만 이러한 장점에도 불구하고 커피의 단점도 있어 유의해야 한다. 커피의 단점 역시 크게 3가지로 살펴볼 수 있다. 첫째, 커피는 위산을 증가시키므로 속쓰림이 발생할 수 있으며, 불안 등의 원인이 될 수도 있다. 커피 두 잔 반 분량에 포함된 250mg 이상의 카페인이 불안감을 유발할 수 있다. 둘째, 커피는 혈압을 상승시키고, 방광을 자극해 배뇨 횟수를 증가시킨다. 또한 탈수나 칼슘 흡수를 방해함으로써 근육의 떨림이나 근육통을 유발하기도 한다. 특히 골다공증의 원인이 될 수 있다. 셋째, 커피는 수면을 방해한다. 카페인을 섭취한 뒤 10분이면 최고 농도의 절반이 되면서 카페인 효과가 나타나고, 섭취한 뒤 45분이면 최고 농도에 이른 후 감소하기 시작한다. 섭취한 카페인의 절반이 배출되는 반감기는 5시간이며, 임신부는 반감기가 2배 더 오래 걸린다. 따라서 수면장애가 있다면, 커피는 오전에만 마셔야 한다.

지금까지 커피의 장단점을 살펴봤는데, 위에서 언급하지 않은 커피의 진실이 더 있다. 커피는 두통의 원인이 되기도 하지만, 두통을 치료하기도 한다. 원래 카페인은 고통과 관련된 뇌 수용체를 차단하고, 두통을 완화시켜 준다. 또한 다른 진통제를 카페인과 함께 복용 시, 약 40% 더 큰 효과를 볼 수 있다. 하지만 카페인 음료를 하루에 3잔 이상 마시면 두통 발생의 원인이 될 수 있다는 점을 명심해야 한다.

일상생활에서 마시는 커피, 얼마나 마시는 게 좋을까?

커피가 건강에 도움이 될 수 있어 식단의 일부로 즐길 수는 있으나, 일부러 커피를 마실 이유는 없다. 카페인에 민감하다면 디카페인 커피도 좋은 대안이 될 수 있다. 디카페인 커피에 카페인은 없지만, 일반 커피의 장점을 갖고 있다. 또한 녹차는 커피보다 카페인이 훨씬 적으면서도 항산화제를 많이 포함하고 있으니 커피에 부담을 느낀다면 녹차를 이용하는 것도 좋은 방법이다.

배보다 '뇌'를 채워라

"다이어트는 평생의 숙제다!"

하루에 한 끼 굶는 것도 힘든데, 평생 다이어트를 하라니…. 병원에서 처방하는 다이어트약도 일시적인 효과가 있을 뿐이다. 지방 흡입을 하면 국소적인 지방세포는 줄어들지만, 체중이 줄지는 않는다. 다이어트를 할 때 가장 중요한 것은 좋은 음식을 먹으면서 활력을 잃지 않고, 뇌도 만족하고, 건강 체중은 장기간 유지하는 것이다.

왜, 살을 빼야 하는가? 젊은 뇌를 유지하기 위해 적정 체중을 유지하는 것은 필수적이며, 다음과 같은 구체적인 이유가 있다.

비만은 그 자체가 질병인 동시에 다른 질병을 유발하는 주요 원인이 된다. 과식을 하게 되면 몸에서 쓰고 남은 열량은 백색지방조직에 중성지방 형태로 쌓인다. 이러한 지방세포는 노화의 첫 단

다이어트 식단

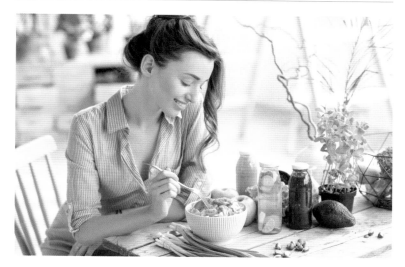

좋은 음식을 먹으면서 활력을 잃지 않아야 뇌도 만족하고, 건강 체중을 길게 유지할 수 있다.

추인 만성 염증을 일으키는 화학물질을 분비한다. 특히 비만은 만성 염증과 함께 당뇨나 고혈압, 심장병 같은 만성질환을 유발한다. 심지어 암, 치매, 뇌졸중까지 유발할 수도 있다. 그렇기에 뇌테크를 꾸준히 실천하기 위해서는 체중을 조절해 다이어트에 성공하기 바란다.

뇌 건강 주치의 손유리가 권하는 다이어트 식단!

1. 자연에서 나온 그대로의 음식을 먹어야 한다.

- 설탕과 트랜스지방이 많은 가공 음식을 피하고, 자연에서 나온 그대로의 음식을 먹는다.
- 간식은 고구마, 방울토마토, 견과류 등으로 대체한다.

  (천연 재료는 비타민과 미네랄, 식이섬유가 풍부하다.)
- 요리하는 과정에서 기름과 조미료는 되도록 피한다.

  (나트륨과 설탕, 트랜스지방의 성분에 의해 칼로리가 높아지면서 영양소의 균형이 깨진다.)
- 설탕과 밀가루는 식탁에서 없앤다.

  (중독될 경우, 더 많은 양을 섭취해 체중이 증가한다.)

2. 정해진 시간에 식사한다.

- 간식을 먹지 않는다.

  (영양이 풍부한 식사 대신 사탕과 믹스 커피, 과자 등 고열량 인스턴트 간식을 먹으면 영양 불균형으로 인해 건강을 해칠 수 있으므로 간식은 먹지 않는 게 좋다.)

3. 일정량만 먹는다.

- 밥을 2/3 공기만 담는다.
- 국보다는 야채 샐러드와 단백질(달걀, 닭가슴살 등)을 섭취한다.

- 자기가 먹은 음식을 메모해 둔다.

  (일주일간 하루 중 먹은 총칼로리를 계산해보면 그 양이 생각보다 상당하다

  는 것을 깨닫게 된다.)

- 아이가 먹다 남긴 음식에 손을 대지 않는다.

하지만 식욕은 뇌와 소화 기관 사이에서 일어나는 복잡한 현상이다. 입을 통해 식도와 위장으로 음식이 들어가면 신경 경로를 통해 섭취한 정보를 뇌에 전달한다. 그러면 그렐린, 렙틴, 인슐린, 코르티솔 등의 호르몬이 매개체가 되어 식욕을 조절하게 된다.

그러나 이 모든 게 생활 습관을 어떻게 들이느냐에 따라 결정된다. 첫째, 가장 중요한 것은 꾸준한 운동이다. 규칙적인 운동을 하면 인슐린의 감수성을 개선하는 효과가 있으며, 체지방을 감소시켜 렙틴의 저항성을 개선하는 데 도움을 준다. 둘째, 평소에 적정 수면 시간(7시간)을 지키고, 혈당을 급격하게 올리는 음식을 피해야 한다. 그러면 호르몬을 건강한 수준으로 관리할 수 있다. 셋째, 배가 아니고, 마음의 뇌를 채워보자. TV 앞에서 이른바 '먹방'을 보며 야식을 먹는 습관을 버려야 한다. 그리고 지적인 욕구, 아름다움을 추구하는 것으로 관심사를 돌린다면 뇌는 다시 살아난다. 넷째, 매일 세 끼 식사를 챙겨 먹어야 한다. 아침 식사는 지방과 단백질 위주로 하고, 탄수화물을 적절하게 제한하는 것이 좋다. 신선

한 재료로 요리한 음식을 충분히 먹을 때 뇌는 적정한 체중을 설정한다는 것을 반드시 기억하자.

줄어든 체중을 장기간 유지하며, 다이어트에 성공하기 위한 핵심 전략을 공개한다. 그것은 바로, 뇌를 속이는 일이다. 적게 먹었지만, 뇌가 배부르다고 착각하게 만들어야 한다. 그러면 당신은 다이어트에 반드시 성공한다. 이제부터 배를 채우지 말고, 뇌를 채워보자.

뇌 건강 주치의 손유리의 뇌~ 톡톡talk talk! ②

4. 뇌에 좋은 음식은 무엇이 있을까요?

블루베리

블루베리의 안토시아닌은 항산화 성분 가운데서도 그 효과가 뛰어납니다. 뇌혈관 장벽을 통과해 뇌 신호 전달을 활성화한다는 연구가 있습니다.

호두

호두는 생김새가 뇌와 비슷해, 뇌 건강에 좋은 음식으로 기억하기 좋은 식품입니다. 호두의 성분인 폴리페놀, 토코페롤, 고도불포화지방산 등은 뇌에 쌓이는 염증을 줄이는 데 도움을 줍니다.

아보카도

아보카도에는 비타민 B·C·E·K 등 다양한 종류의 비타민과 마그네슘·칼륨 등 미네랄도 풍부하게 들어 있습니다. 루테인과 제아잔틴을 포함한 항산화·항염증 성분 및 섬유질과 건강한 지방을 함유하고 있습니다.

엑스트라버진 올리브오일

지중해식 식단의 기본이 되는 올리브오일은 불포화지방을 함유하고 있습니다. 또한 올레오칸탈이라는 항염 효능이 강력한 물질이 있는데, 이 성분은 뇌에서 비정상 단백질인 아밀로이드 플라크를 분해하는 데 도움을 줍니다.

달걀

달걀은 단백질을 손쉽게 보충을 할 수 있는 최상의 음식입니다. 달걀노른자에는 콜린이 함유되어 있는데, 이는 뇌세포막의 중요한 성분입니다. 또한 뇌를 보호하고, 신경 처리 속도를 높이는 루테인과 제아잔틴도 풍부합니다.

생선

등 푸른 생선에 많이 포함된 오메가-3 지방산인 DHA가 뇌를 보호하고, 알츠하이머 발병 위험을 낮추는 데 도움을 줍니다.

요구르트

"장이 건강해야 뇌도 건강하다"라고 강조했듯, 장 건강에 도움이 되는 유산균 음료나 발효 식품 등을 먹는 것이 뇌 건강에도 이롭습니다.

녹색 잎채소

녹색 잎채소들이 든 샐러드를 체중 관리 차원에서 먹고 있다면, 뇌 건강에도 도움이 되는 식습관을 유지하고 있는 것입니다. 특히 채소 안에 들어 있는 섬유질은 마이크로바이옴의 먹이가 되어, 장과 뇌 건강에 도움이 됩니다.

5. 치매 예방에는 고기보다 생선이 좋다고 하는 말을 자주 듣는데, 사실인가요?

생선은 지중해식 식단에 포함되어 있는 식재료로, 오메가 3와 양질의 단백질이 있어 뇌에 좋은 음식으로 꼽힙니다. 반면, 고기에는 야채에서 얻을 수 없는 질 좋은 단백질과 철분, 아연이 들어 있습니다.

이는 고열량 에너지를 낼 수 있으며, 미세 영양소와 비타민 B12가 풍부하죠. 그러므로 어느 한 가지만 고집하지 말고, 균형 있게 섭취하는 게 중요합니다.

6. 지중해식 식단과 DASH 식단은 무엇인가요?

지중해식 식단의 특징은 포화지방이 낮고, 식이섬유가 높은 과일·야채 및 곡물·견과류 위주의 음식을 매일 섭취하도록 합니다. 한편, 지방은 주로 올리브오일, 약간의 치즈나 요구르트, 생선, 가금류 또는 달걀과 함께 매일 먹도록 권유합니다. 또한 붉은색 육류는 가끔 먹는 편이 좋으며, 소량의 붉은 와인도 포함되어 있습니다.

DASH 식단은 고혈압을 치료하기 위한 식이요법으로, 저염·저당·저지방이 핵심입니다. 식이섬유와 과일 그리고 저지방 유제품의 섭취를 늘리고, 소금·설탕·탄수화물·포화지방의 섭취를 제한합니다.

3장

고통의 헝클어진 실타래를 풀어주는 잠,
상처받은 마음의 향유, 인생의 향연의 자양분을….
— 셰익스피어 『맥베스』 중

뇌테크 제2법칙:
잘 자라

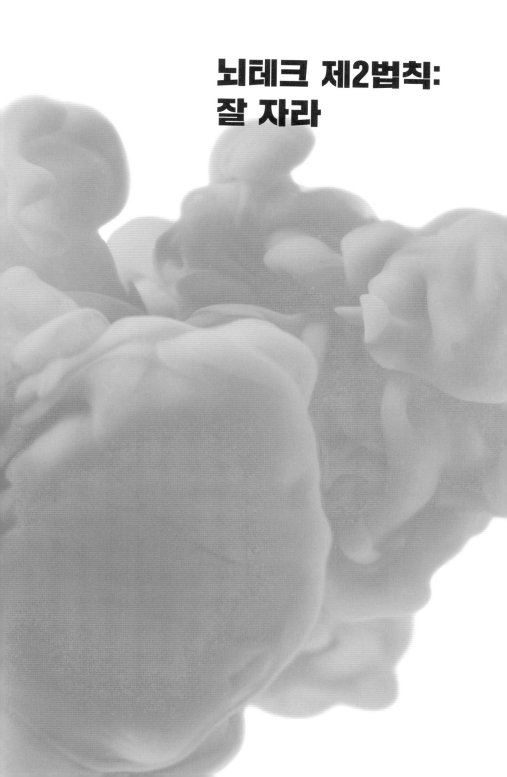

뇌 건강 주치의 손유리와 함께하는
뇌~ 건강 퀴즈 OX ③

1. 성인은 하루 5시간 이하로 자도 충분하다.

   대다수의 성인에게 5시간은 충분하지 않다.
   (연령에 따른 정상 수면 시간 참고)

2. 코를 골면서 자는 것은 깊게 잠든 것이다.

   코골이는 수면무호흡증으로 이어져 숙면을 방해할 수 있다.

3. 와인 한 잔 마시고 잠을 자면 더 깊게 잘 수 있다.

   음주 후에 잠이 잘 드는 것 같다고 느낄 수 있으나, 수면 단계의 교란 및
   수면 분절이 발생할 수 있다.

4. 수면제를 먹으면 치매에 걸린다.

   수면 장애로 인한 뇌의 퇴화가 더욱 위험하다.

"어젯밤에는 잘 주무셨어요?"

인간은 왜 잠을 자야 하는가? 잠자는 시간을 아껴서 하고 싶은 일도 더 많이 하고, 그 시간에 돈도 더 벌고, 시험공부도 더 많이 하면 좋을 것 같다는 생각을 하게 된다.

하지만 잠을 자지 않고는 며칠도 견디기 힘들다. 잠은 뇌에 의한, 뇌를 위한 필수 과정이라고 할 수 있다. 즉, 잠은 생존에 필요한 기능을 체계적으로 수행하는 능동적인 과정이다.

특히 정상적인 잠은 단순한 휴식의 의미를 넘어 신체 회복, 에너지 회복, 호르몬 분비, 기억 저장 등 여러 가지 역할을 한다. 이는 뇌의 곳곳에 영향을 미친다. 따라서 수면의 각 단계를 제대로 거치지 않거나, 숙면을 제대로 취하지 못하면 신체의 기능에 문제가 발생한다. 그래서 정상적인 수면 상태에 드는 게 무엇보다 중요하다.

수면은 기본적으로 비렘수면과 렘수면 두 가지로 나뉜다. 그림

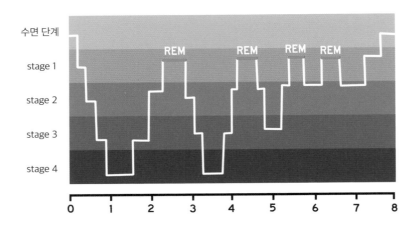

정상적인 수면 상태일 때 렘수면-비렘수면은 약 90~120분 주기로 반복되어, 정상적으로는 하룻밤에 약 5회 정도의 주기를 반복하게 된다.

에서 보이는 것처럼 비렘수면-렘수면은 약 90~120분의 주기로, 하룻밤에 약 5회 정도 반복된다.

비렘수면은 그 깊이에 따라 3단계로 나눌 수 있다. 단계가 올라가며 수면 상태가 더 깊어져 각성 상태로 전환되기 위해서는 더 강한 자극이 필요하다. 1단계 수면은 각성과 수면의 중간 단계로, 수면이 시작된 후 잠이 드는 과정에서 관찰된다. 또한 2단계 수면에서는 특이한 수면 파형이 관찰된다. 따라서 3~4단계에 이르러야 깊은 수면이라고 말한다. 주로 수면의 초기 1/3 시기에 집중적으로 나타난다. 뇌에서 느린 뇌파가 관찰되며, 총수면 시간의 5~15%를 차지한다.

반면, 렘수면은 비렘수면 뒤에 나타난다. 이때 꿈을 꾸게 된다. 하지만 몸을 움직일 수 없게 되어 꿈을 꾸면서도 직접적인 행동을 하지 못한다.

우리는 몇 시간을 자야 피로를 느끼지 못할까.

일반적으로 성인은 평균 7~8시간이 필요하고, 어린이는 9~10시간이 필요한 것으로 알려져 있다. 하지만 개인별로 필요한 수면 시간은 다르다. 잠을 자고 일어났을 때 피곤하지 않고, 낮에 졸리지 않게 생활할 수 있는 수면 시간이 각 개인에게 필요한 잠의 양이라고 보면 된다.

뇌 건강 주치의 손유리와 함께 알아보는 수면의 기능!

1. 성장과 회복

성장호르몬은 깊은 수면 상태인 비렘수면 단계의 stage 3~4단계, 서파 수면 단계에서 많이 분비된다. 따라서 깊은 잠을 잘 자야 성장호르몬이 활발히 분비된다.

정상적인 수면 상태와 성장호르몬 분비 곡선

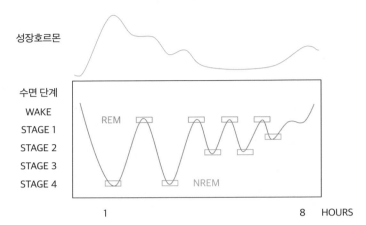

성장호르몬의 분비는 서파수면 단계에서 이루어진다.

2. 면역력 강화

수면을 하는 동안 자연살해(NK)세포 및 보조T세포(CD4 양성T세포) 등
이 증가한다. 이 세포들은 세균 및 바이러스 감염에 대한 면역력을 높
이고, 신생 종양을 억제하며 또 염증을 없앤다.

3. 멜라토닌 분비

멜라토닌은 밤 11시에서 새벽 3시 사이에 가장 활발하게 분비되는 호
르몬이다. 활성산소를 중화시키고, 해독 작용을 하며, 암세포에 대항하
는 등 다양한 역할을 한다.

4. 기억의 정리

뇌는 그동안 습득한 기억들을 렘수면 단계에서 오랫동안 보관하며, 기억의 연결망을 생성한다. 그래서 기억력을 높이고 싶다면 잘 자야 한다. 또한 잠을 제대로 잔다면 뇌 속의 치매유발물질을 줄여 뇌신경세포와 신경회로가 손상되는 것을 막을 수 있다.

5. 비만 예방

하루에 6시간도 못 잔다면 식욕 호르몬인 그렐린이 늘고, 당뇨병 위험요인이 되는 인슐린 민감성이 줄어들며, 식욕 억제 호르몬인 렙틴이 감소한다. 그래서 수면 시간이 충분하지 못한 날에는 초콜릿이나 감자칩과 같은 칼로리가 높은 음식을 선택하게 된다.

6. 집중력과 판단력에 영향

수면을 제대로 취하지 못한 날에는 전두엽 활동이 둔화된다. 그러면 판단력이 흐려지고, 합리적인 의사결정을 하기가 어려워진다.

불면증도 병(病)이다!

　불면증이란 잠이 들기 힘들거나, 자다가 깨서 잠을 계속 유지하기 어렵거나, 너무 일찍 깨서 다시 잠들지 못하는 증상을 말한다. 그래서 평소의 기능과 업무에 지장을 초래하기도 한다. 증상이 발발한 기간에 따라 급성기와 만성기로 나뉜다.

　급성 불면증이란 평소에 잘 자던 사람이 스트레스나 환경 변화

불면증의 원인

왜, 불면증이 생기나요?

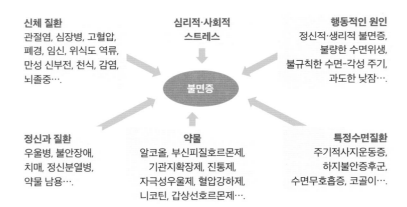

신체 질환
관절염, 심장병, 고혈압,
폐경, 임신, 위식도 역류,
만성 신부전, 천식, 감염,
뇌졸중….

심리적·사회적
스트레스

행동적인 원인
정신적·생리적 불면증,
불량한 수면위생,
불규칙한 수면-각성 주기,
과도한 낮잠….

불면증

정신과 질환
우울병, 불안장애,
치매, 정신분열병,
약물 남용….

약물
알코올, 부신피질호르몬제,
기관지확장제, 진통제,
자극성우울제, 혈압강하제,
니코틴, 갑상선호르몬제….

특정수면질환
주기적사지운동증,
하지불안증후군,
수면무호흡증, 코골이….

심리적인 스트레스 및 수면 습관이 잘못된 경우, 우울증이나 불안장애 등 정신과적인 질환, 하지불안증후군, 코골이 등 불면증의 원인은 다양하다.

로 인해 잠을 갑자기 못 이루는 상황을 이른다. 주로 이직, 사별, 중요한 시험이나 이벤트를 앞두고 잠을 이루지 못하는 경우가 흔하다. 다행스럽게도 기간이 길지 않기 때문에 자연적으로 낫기도 하지만, 치료를 받으면 더욱 빨리 회복된다.

반면, 만성적인 불면증은 잠을 잘 수 있는 충분한 시간과 환경임에도 불구하고 수면장애가 3개월 이상이나 지속되는 경우를 말한다.

불면증은 왜 생기는 걸까.

심리적인 스트레스, 수면 습관의 잘못은 우울증이나 불안 장애 등 정신과적인 질환, 하지불안증후군, 코골이 등 다양한 질환의 원인이 된다.

간혹 객관적인 수면지표는 이상이 없으나, 스스로 불면을 호소하는 경우가 있다. 이를 **역설적 불면증** 혹은 **수면 상태 오지각**이라고 하는데, 자신의 수면 시간을 과소평가하는 것이다. 따라서 불면증인지 아닌지, 정확히 알기 위해서는 같이 자는 가족의 이야기를 들어봐야 한다.

아울러 주변 환경 또는 자주 나타날 수 있는 정신적·심리적인 원인을 파악하는 것이 필수적이다.

다음 내용을 보며 불면증인지 아닌지, 스스로 체크해보자.

A. 다음 중 한 가지 이상 증상이 있다.

· 잠들기가 어려움

- 잠은 들었으나 유지하기가 힘들어 중간에 깸
- 아침에 너무 일찍 깸
- 적절한 시간대에 잠자리에 들어가지 못함

B. A 증상과 더불어 하나 이상 포함된다.
- 주간 졸음, 피로와 무기력, 예민
- 주의력·집중력 저하, 기억장애
- 사회, 가족, 직업 내 생활 및 학습 수행 장애
- 실수 및 안전사고 잦음
- 수면에 대한 불만족

위와 같은 수면장애 및 주간 증상이 **일주일에 3회 이상 또는 3개월 이상** 지속되었다면, 만성 불면증일 가능성이 있다. 원인을 파악해 적절한 치료를 받는 것이 중요하다.

'꿀잠'자기 5단계

"불면증 치료요? 그냥 수면제 주는 거 아닌가요?"

불면증으로 인해 병원에 방문하는 환자들을 보면 이런 오해를 하는 경우가 있다. 그러나 불면증은 약을 먹으면 바로 치료되는 간단한 것이 아니다. 진단하는 과정부터 약물치료와 비약물치료를 포함한다.

불면증을 치료하기 위해 강력하게 권유하는 약물은 아직 개발되지 않았다. 그러므로 비약물치료인 인지행동치료, 수면위생 교육을 강력히 권유한다. 인지행동치료란 수면과 관련된 비합리적인 생각들을 바꿔준다. 이로써 높은 각성으로 인한 불면증이 유발되는 것을 조절하는 것이다.

다음 그림에서 설명하는 행동 방침을 우선 실천해보기 바란다.

수면의 질을 개선하기 위한 행동 방침

수면 위생	자극 조절	수면 제한	이완 요법	인지 치료
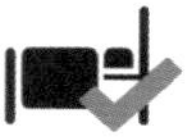 침실은 어둡게	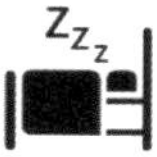 잠은 침대에서만	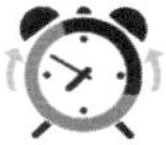 수면 시간 제한	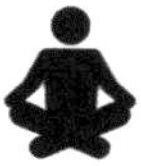 일정한 시간에 병상이나 이완	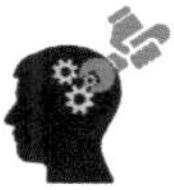 수면에 대한 오류 교정
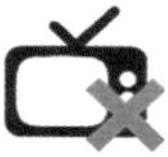 자기 전 TV, 스마트폰 끄기	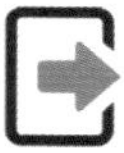 잠이 안 올 때는 침대에서 벗어나자	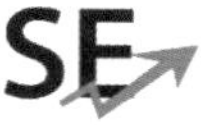 수면 효율 극대화하기		
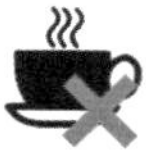 커피, 술 줄이기				

수면제를 복용하기 전에 인지행동치료 및 수면위생을 잘 지키도록 해보자.

그림을 보고 행동 방침을 숙지했다면 수면위생에 관해 알아보자.

수면 건강을 위해서는 지켜야 할 생활 습관과 환경 조성이 필요한데, 이러한 것을 수면위생이라고 한다.

대한수면학회에서 권고하는 수면위생법은 다음과 같다.

1. 규칙적인 잠자리 시간 지키기

잠자리에 드는 시간과 아침에 일어나는 시간을 일정하게, 규칙적으로 하자.

2. 낮에 운동하기

낮에 40분 동안 땀이 날 정도의 운동은 수면에 도움이 된다. (하지만 잠자기 3~4시간 이내에 하는 과도한 운동은 수면을 오히려 방해할 수 있다.)

3. 낮잠은 15분 이내로

낮잠은 가급적 안 자도록 노력하고, 자더라도 15분 이내로 제한한다.

4. 카페인을 멀리하자

잠자기 4~6시간 전에는 카페인(커피, 콜라, 녹차, 홍차 등)이 들어 있는 음식을 먹지 않도록 하고, 하루 중에도 카페인의 섭취를 최소화하는 것이 좋다. (카페인은 각성제로서 수면을 방해할 수 있다.)

5. 금연하기

담배를 피운다면 끊는 것이 좋은 수면에 도움이 된다. (특히 잠잘 즈음, 자다가 깼을 때 담배를 피우지 않는 것이 좋다. 담배의 각성 효과로 인해 다시 잠자는 것을 방해할 수 있다.)

6. 과식과 과음 줄이기

잠자기 전에는 과도한 식사나 수분 섭취를 제한한다. 간단한 스낵은 수면을 유도할 수 있으나, 과식은 방해한다. 또한 잠을 자기 위해 술을 마시지 않도록 한다. (술을 마시면 잠이 일시적으로는 올 수 있다. 하지만 밤늦게 깰 수 있으며, 아침에 일찍 깰 수 있다.)

7. 자극 조절

잠자리에서는 수면 외 다른 일을 하지 않는다. 침실과 침대는 잠을 잘 수 있는 자극으로 활용해야 한다. 특히 잠들기 30분 전부터는 집 안을 어둡게 하고, 시계와 스마트폰은 멀리하는 게 좋다.

8. 수면제 복용

수면제는 전문의와 반드시 상의해야 하며, 습관적으로 복용하지 않는 것이 좋다.

9. 이완요법

과도한 스트레스와 긴장을 피하고, 이완하는 것을 배우면 수면에 도움이 된다. 근육이나 호흡을 이완해 긴장을 낮추는 요가나 명상 등은 잠들기 전에 나타나는 불안과 각성을 줄여준다. 취침 1~2시간 전에 반신욕이나 족욕을 하는 것도 좋다.

10. 수면 제한

잠자리에 들어 20분 이내에 잠이 오지 않는다면, 억지로 누워 있기보다는 잠자리에서 일어나 독서를 가볍게 하는 것도 한 방법이다. 그렇게 몸을 이완하고 있다가 졸리면 다시 잠자리에 들도록 한다. (하지만 간밤에 아무리 잠을 못 잤다고 하더라도 일정한 시간에 일어나도록 하고, 낮잠은 안 자도록 노력하자.)

"침대에 있는 시간은 수면 시간이다."

이 말을 수면 목표로 삼고, 정해진 시간에만 잠자리에 들어가도록 노력해보자. 또 아침에는 정해진 시간에 잠자리에서 반드시 나와야 한다. 이때 가장 중요한 것은 낮잠을 자지 않아야 한다는 것이다.

잠자는 시간이 침대에 있는 시간의 90% 이상이면, 침대에 누워 있는 시간(15~30분)을 늘린다. 잠자는 시간이 침대에 있는 시간의 80% 이하라면, 침대에 누워 있는 시간(15~30분)을 줄여보자. 그러면 당신은 불면증에서 벗어날 수 있을 것이다.

불면증 인지행동치료란?

인지행동치료는 불면증을 치료하기 위해 병원에서 의사와 상담을 한 뒤 시행한다. 생활 습관, 수면 패턴, 왜곡된 인지, 잘못된 건강 정보 등으로 인해 불면증이 만성화되는 기전을 차단하고, 원래대로 회복시키는 것을 목적으로 하는 비약물치료다.

인지행동치료의 목표는 다음과 같다.

1. 수면에 계속 집중하고 관찰하는 것을 막는다.
2. 불면에 대한 지나친 걱정 근심과 집착을 멈춘다.
3. 수면에 대한 잘못된 믿음을 고친다.
4. 역기능적인 행동을 줄인다.

그런데 불면증 환자들을 만나다 보면 그들의 왜곡된 인식 때문에 안타까울 때가 많다. 불면증이 있는 사람들은 대부분 침대에 누우면 온갖 잡다한 걱정과 생각이 몰려오면서 잠이 안 온다고 한다. 또한 '오늘은 잠을 잘 수 있을까?', '수면제를 하나 먹어볼까?'라고 떠올린다는 것이다. 다음 날 아침에 일어나면 '어제도 못 잤구나', '오늘 또 망쳤다'라는 생각이 든다고 한다.

이 환자들을 잘 살펴보면 하루 종일 잠에 대한 생각뿐인 경우가 많다. 밤에는 지금 잠이 오고 있는지를 확인하고, 사소한 소음이나 온도 등에 촉각을 세우며, 시계를 보며 자는 시간을 계속 계산한다. 그러다 보면 불면에 대한 과도한 걱정 및 부정적인 생각이 눈덩이처럼 커지며 교감신경계가 긴장한다. 이렇게 스트레스를 받게 되면 잠을 잔다는 게 괴롭게만 느껴질 뿐이다.

　인지행동치료는 비약물 프로그램으로, 병원에서 의사와 상담을 하며 이렇게 왜곡된 인지를 발견한다. 인지행동치료는 수면위생 교정, 수면제한요법, 자극조절법, 이완훈련 등 4가지 항목으로 이뤄져 있다. 평가와 진단, 훈련, 피드백의 순서로 진행되므로 많은 시간과 노력이 필요하다.

불면증 환자들의 특징

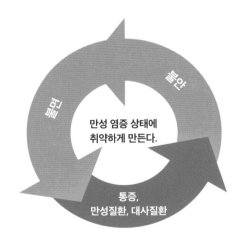

만성 염증 상태에
취약하게 만든다.

통증,
만성질환, 대사질환

불안은 불면장애는 물론 몸의 질병을 유발함으로써 불안감을 다시 고조시킨다.

그러나 다른 특별한 원인이 없는 일차성 불면증의 경우, 환자들 중 70% 이상은 이러한 인지행동치료를 통해 효과를 볼 수 있다.

수면제의 진실과 오해

수면제를 치료제라고 오해하거나, 무조건 거부할 이유는 없다. 분명한 것은, 미국이나 유럽 수면의학회 모두 **불면증을 치료하기 위해 강력하게 권유하는 약은 하나도 없다**는 것이다.

수면제를 바라보는 시선

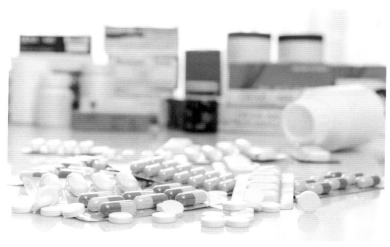

수면제는 치료제도 아니고, 독약도 아니다.

그렇다고 해서 수면제가 모두 효과가 없거나 부작용이 많다는 의미는 아니다. 따라서 **불면증은 개인의 수면 상태, 정신 상태 혹은 동반된 수면장애 요인에 따라 각기 다른 약물이나 치료법을 선택해야 한다.**

이상적인 수면제라면 복용 직후 효과가 나타나, 아침까지 유지되다가 기상 직후 약 기운이 사라져야 한다. 그뿐만 아니라 부작용, 금단 증상, 반동성 불면증이 없어야 한다. 대부분의 약물은 불면증에 대한 단기 효과는 확인되었다. 하지만 장기 복용 시 효과는 점차 떨어질 수 있고, 부작용이 발생할 수 있다.

그러므로 불면증을 치료하기 위해서는 불면의 원인이 무엇인지를 찾아내는 것부터 시작해야 한다. 불안, 스트레스, 갱년기로 인한 호르몬 장애, 낮에 누워만 있는 생활 습관 등 어떤 것이 문제인지 그 원인을 찾아서 치료하고 교정해 주는 것이 불면증 치료다. 수면제를 복용하는 것만으로는 불면증을 절대 해결할 수 없다.

수면제는 수면제와 수면유도제로 나뉘는데, 그 차이를 알아보자.

그렇다면 졸피뎀은 과연 위험한 약일까.

신문 기사에서 많이 들어봤던 스틸녹스, 졸피뎀, 졸피드 등은 비벤조디아제핀 계열의 수면제로, 수면에 대한 효과를 강조해 개발된 약물이다. 안정 효과나 다른 효과는 거의 없고, 수면에만 효과적으로 작용한다.

이 약은 초기 효과는 좋지만, 의존성이 생길 수 있다. 심지어 수면 중에 있었던 일을 기억하지 못하는 행동 문제가 생길 수 있으

수면제와 수면유도제의 차이

약국용 수면유도제

- 약국에서 처방전 없이 구매
  (정확히 말해 수면제는 아님)

- 대부분 감기약 성분으로 쓰이는
  항히스타민제를 포함

- 콧물 알레르기 반응을 줄이는 작용,
  보조적으로 수면에도 영향을 미침

- 구하기는 쉽지만, 효과가 낮음

- 과량 복용 시 부작용 주의

수면제

- 비벤조디아제핀 계열의 수면제
  (벤조디아제핀 계열의 약물과
  벤조디아제핀 계열과 비슷한 구조)

- 뇌신경 억제
  (뇌에 직접적으로 작용, 뇌신경세포의
  기능을 떨어뜨려 잠이 오게 만듦)

- 수면 목적의 항우울제,
  멜라토닌 제제 등

므로, 이에 대한 주의가 필요하다. 악몽, 초조, 두통, 낮 동안 졸림 현상이 나타날 수 있다. 또한 기억상실, 이상행동, 폭식도 그중 하나가 된다.

졸피뎀을 복용하는 어느 환자는 밤중에 본인이 냉장고를 열어 피자도 찾아 데워서 먹고, 아이스크림도 반 통 가까이 먹고, 라면까지 끓여서 먹었다는 사실을 기억하지 못한다는 것이다. 이외에도 부작용이 다양하게 나타나므로, 의사와의 상담을 반드시 거친 후 복용하는 게 좋다.

아침형 인간 VS 올빼미형 인간, 당신은?

아침형과 저녁형 인간은 각자의 생활환경에 따른 선택의 문제일까. 그러면 이에 따른 건강상의 문제는 없을까.

크로노타입(chronotype, 아침형·저녁형 인간을 결정하는 일주기성 인자)은 어느 정도 유전적으로 결정되어 있다. 2003년 영국 서레이대학팀은 생체 시계를 조절하는 데 관여하는 것으로 알려진 'PER Period 3'라는 유전자가 아침형과 저녁형에서 차이를 보인다는 사실을 발견했다. 또 다른 연구에서는 초파리의 유전자 중 0.5%인 80여 개의 유전자가 수면 리듬에 관여한다는 사실을 확인했다.

결국 인간 개개인의 유전자는 조금씩 다르므로, 아침형·저녁형도 유전에 의해 달라진다는 것이다. 하지만 일주기 리듬이 평생 일정하지는 않다. 식단, 환경, 개인의 노력에 따라서 충분히 바뀔 수 있다.

그렇다면 아침형 인간이 건강에 유리할까.

생체 리듬을 야행성에서 아침형 인간으로 바꾸는 것만으로도 우울증 및 조현병의 발병률을 낮출 수 있다는 연구 결과들이 있다. 이처럼 국내외 연구를 종합해보면, 건강 면에서는 저녁형 인간이 좋지 않다.

최근 한 연구 결과, 수면 시간을 1시간 앞당겨서 일찍 자고 일찍 일어났더니, 연구자들 중 23%가량 우울증이 개선되었다. 2시간 당겼을 때는 환자들 중 40%가 우울감이 개선되었다고 한다.

즉, 일찍 일어나는 것이 정신건강에 좋다는 이야기다.

자의든 타의든, 야간 근무(밤 10시부터 오전 6시 사이)를 할 때는 혈압이 상승한다. 휴식을 취하더라도 한번 올라간 혈압은 쉽게 내려가지 않는다. 그러므로 심뇌혈관질환의 이환율이 높을 수밖에 없다. 또한 불규칙적인 식생활 습관 및 인슐린 분비로 인해 당뇨병이 유발되거나 더 악화될 수 있다.

특히 본인의 일주기 리듬과 맞지 않는 시간에 깨어 일하고, 낮에 수면을 하게 되므로 수면 각성 패턴이 방해를 받게 된다. 낮 시간대의 수면은 소음과 빛에 빈번히 노출되므로, 수면의 양과 질이 모두 떨어지게 된다. 결국 깨어 있어야 하는 활동 시간대에는 과도한 졸음과 피로가 이어지고, 수면을 취해야 하는 시간대에는 불면을 유발하게 된다. 이는 심뇌혈관 질환, 우울증, 면역 기능의 교란뿐 아니라 비만, 암, 사고 및 생산력마저 저하된다.

따라서 다음 예시에 해당하는 사람은 밤에 잘 자야 한다.

1. 뇌전증이 잘 조절되지 않는 근로자
2. 불안정 협심증 또는 심근경색증 병력이 있는 관상동맥질환자
3. 스테로이드 치료에 의존하는 천식 환자
4. 혈당 또는 혈압이 조절되지 않는 당뇨병 또는 고혈압 환자
5. 기관지 확장제 치료를 하며, 교대 작업으로 인해 약물치료가 어려운 경우
6. 만성 우울증 환자

100세 시대를 살고 있는 현대인들은 이제 생체시계를 앞당기는 습관을 길러야 한다. 앞서 강조했듯이, 건강을 위해서는 저녁형 인간보다는 아침형 인간으로 변화해야 한다.

그러기 위해서는 다음 3가지 제안을 반드시 실천하기 바란다.

첫째, 아침에 햇빛을 보라. 아침에 내리쬐는 햇빛이 뇌로 전달되면서 생체시계를 매일 20~30분씩 앞당겨준다. 더욱이 생체 에너지를 높이고, 낮에 기분을 좋게 하고, 밤에 멜라토닌 호르몬 분비량을 늘려 잠이 일찍 오게 한다.

둘째, 잠들기 30분 전부터는 집 안을 어둡게 하자. 어둠은 멜라토닌 분비를 활성화시킨다. 작은 등이나 간접 조명을 이용하는 것이 좋다. 한편, 밤에는 전자기기나 블루라이트를 멀리해야 한다.

셋째, 햇빛이 있는 날 10시간 안에 아침과 점심, 저녁 식사를 마치는 게 좋다.

위에서 강조한 3가지 습관을 매일 꾸준히 실천한다면 당신의 생체시계는 어느새 앞당겨져 있을 것이다.

뇌 안의 시계, '송과체'

우리의 뇌 속을 들여다보면 각 부위가 대부분 좌우대칭으로, 쌍으로 존재한다. 그러나 유일한 단일 부분으로, 뇌–혈류 장벽 구조(BBB)에 의해 고립되어 있지 않은 특수 부위가 있다.

솔방울과 모양이 비슷한 **송과체**라는 기관이다. 뇌의 바로 뒤쪽 중앙 부분에 5mm가량 크기로, 우리 몸속에서 외부적인 환경과 변화에 반응하며 생체 기능을 스스로 조절하는 중요한 기관이다.

송과체는 멜라토닌 호르몬을 만든다. 멜라토닌은 24시간 주기 리듬의 조절에 중요한 역할을 한다. 24시간 주기 리듬은 빛과 어

생체 기능을 스스로 조절하는 송과체

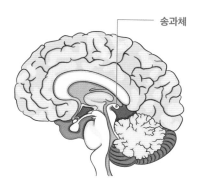

송과체는 유일하게 단일로 존재하며, 생체 기능을 조절한다.

둠의 자연적인 주기와 연동하는 생물학적인 활성화에 따른 24시간 주기를 의미한다.

밤이면 송과체로부터 멜라토닌이 많이 분비되어 졸음이 자연스럽게 밀려오고, 아침이면 빛에 의해 멜라토닌의 분비가 줄어든다. 이처럼 멜라토닌은 아침에 눈이 저절로 떠지는 것처럼 우리 몸이 자연스럽게 작용할 수 있도록 가능하게 만드는 호르몬이다. 망막에 존재하는 신경세포는 빛을 감지하는데, 이 신호가 척수와 교감신경을 거쳐 최종적으로 송과샘에 도달하게 된다. 그래서 송과체를 '뇌 안의 시계'라고 일컫는 것이다.

이렇듯 멜라토닌은 강력한 항산화물질로, 수면을 촉진하는 역할을 한다(Tan 1993). 멜라토닌은 항산화물질로서 스스로 작용할 뿐만 아니라 다른 항산화물질과 협력해 시너지 효과를 내기도 한다(Arnao 2006). 가장 효과적인 지방 친화성의 항산화제로 알려진 비타민 E보다 활성이 2배나 있다(Pieri 1994). 멜라토닌의 대사산물도 항산화 효능이 있는데, 이는 멜라토닌이 다른 항산화물질과 구별되는 중요한 특징이다(Tan 2007).

멜라토닌은 혈액을 통해 순환하기 때문에 순환계의 면역시스템과 소통할 기회가 많다. 암 발달 및 암 사망률을 줄이는 데 효과적이라는 점이 보고되고 있다.

7. 수면 베개 및 디지털 기기들이 수면 습관을 바꾸는 데 도움이 될까요?

베개는 수면 건강뿐만 아니라, 척추의 건강에도 중요한 영향을 줄 수 있습니다. 중요한 것은 베개의 높이입니다. 적당한 높이는 경추의 곡선을 정상적으로 유지하는 데 도움을 주고, 너무 높은 베개는 일자목 혹은 거북목으로 악화시킬 수 있습니다. 하지만 특별한 베개로 인해 수면이 달라지는 것은 아닙니다.

불면증 개선, 웨어러블 디바이스

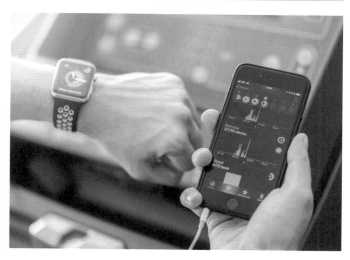

웨어러블 디바이스는 우리 생활에 깊이 들어와 있다.

간혹, 불면증이 있는 분들이 웨어러블 디바이스를 사용합니다. 그러면서 과연, 이게 불면증 치료에 도움이 되는지 묻습니다. 물론 개개인에 따라 정도의 차이는 있으나, 일부 도움이 될 수 있다고 생각합니다.

웨어러블 디바이스는 자세한 문제까지는 잡아낼 수는 없지만, 수면 중 몸의 움직임이나 심장의 박동을 측정합니다. 그리고 잠을 자는지, 안 자는지 그리고 얼마나 깊은 잠을 자는지, 꿈을 꾸는 수면이 나오는지에 대한 정보를 알려줍니다.

완벽하지는 않지만, 본인의 수면의 질을 대략적으로 파악하는 데 도움이 될 수 있습니다.

8. 코골이는 수술을 하면 좋아질까요?

잠잘 때 공기가 좁아진 통로를 지나며, 주변의 기도를 진동시켜 발생하는 소리가 '코골이'입니다. 또한 기도가 더 좁아지면서 막히게 되는 경우가 수면무호흡(폐쇄성 수면무호흡)입니다.

기도를 좁게 하는 해부학적 이상 소견이 있거나, 수면무호흡증이 심하지 않은 젊은 나이라면 수술적인 치료가 도움이 될 수 있습니다. 하지만 수술 이후 노화, 체중 증가, 음주 등으로 인해 무호흡이 재발할 가능성이 있습니다. 따라서 수술을 하더라도 체중 조절, 금주, 금연, 운동 등 관리를 해야 합니다.

9. 술을 마시면 잠이 잘 오는데, 좋지 않은 습관인가요?

술은 수면 후반부를 교란합니다. 그러므로 7시간 정도 수면을 한다고 했을 때, 푹 자려고 술을 마신다는 것은 잘못된 행동입니다. 또한 알코올을 섭취한다고 해서 잠을 늘 빨리 잘 수 있는 건 아닙니다.

알코올의 섭취량이나 섭취 시간에 따라 알코올의 농도가 떨어지면서 오히려 잠을 설치게 됩니다. 알코올이 분해되는 과정에서 만들어지는 물질이 수면의 전반부 렘(REM)수면을 억제합니다. 이는 수면의 후반부 렘수면에 반동 현상을 일으켜서 새벽녘에 악몽을 꾸게 만듭니다.

특히 알코올은 멜라토닌을 억제하기도 하고, 심지어 호흡 중추의 기능을 떨어뜨릴 수 있습니다. 게다가 탈수 작용도 일으키므로, 자는 동안 코와 목을 건조하게 만들어 호흡의 질도 떨어뜨리게 됩니다.

4장

뇌는 생각하거나 느끼기 위해서가 아니라,
움직임을 조종하기 위해 진화했다.
— 다니엘 월퍼트(영국 케임브리지대학교 신경과학자)

뇌테크 제3법칙:
잘 놀아라 I

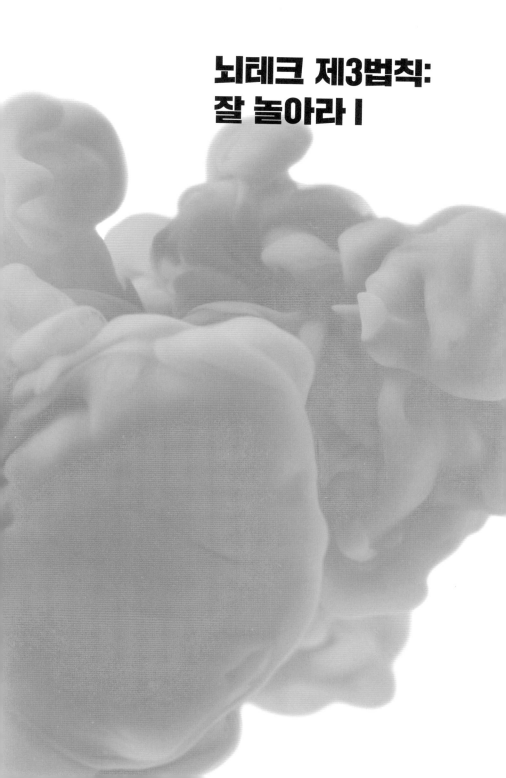

1. 운동을 하면 뇌는 더 자랄 수 있다.

   근육이 성장하듯 뇌도 자란다.

2. 숨쉬기 운동(복식호흡)은 뇌 건강에 도움이 되지 않는다.

   호흡을 깊게 하면 자율신경계의 균형을 회복하고, 뇌 혈류량을 증가시킬 수 있다.

3. 걷는 모습을 보면 뇌 건강을 예측할 수 있다.

   걷는 자세와 속도를 잘 살펴야 한다. (자세한 내용은 본문 참조)

4. 걸을 때는 무조건 만 보를 채워야 한다.

   운동은 '많이' 하는 것보다는 '꾸준히' 해야 한다.

뇌를 위한 일상, 루틴 바로 세우기

마음이 복잡한 날에 자리를 박차고 나가서 좋아하는 음악을 들으며 20분만 걸어보자. 머릿속에서 꼬여 있던 일들이 하나씩 풀리면서 몸과 마음이 시원해짐을 느낄 수 있을 것이다.

모든 정신력·인지력의 기본은 체력이며, 남들에 비해 체력이 좋은 사람은 이전과 비슷한 상태로 인지력을 끝까지 유지하기가 수월하다.

더욱이 요즘 **'부'**의 상징은 **지방이 없는 근육량**이라고 한다. 운동화를 신고 타이트한 운동복을 입어도 배가 안 나와 있어야 한다.

이제 운동을 통해 즐기며 근육을 저축하라. 운동을 하면 근육량은 물론 뇌세포가 질적·양적으로 늘어날 수 있고, 뇌 용적도 커질 수 있다. 그러므로 **지금 바로 운동을 하며 뇌테크를 시작하라.**

첫째, 효과적인 운동의 법칙, 숫자 '3'을 기억하라!

일주일에 3회(가능하면 매일), 좋아하는 운동을 30분 이상 해야 한다. 뇌를 위한 운동으로 가장 많이 알려진 것은 유산소운동이다. 하지만 근력운동을 병행하며 근력을 키워야 인지능력이 좋아지고, 뇌세포가 커진다는 연구 결과도 있다.

걷기, 달리기, 자전거 타기, 수영 등이 대표적인 유산소운동이다. 이러한 운동들은 지방을 주된 연료로 사용하는 전신운동이기도 하다. 또한 하체 근육이 강화되며, 근육량이 증가하는 근력운동이기도 하다.

이러한 운동은 심장박동 수와 혈압을 낮추고 혈액순환을 원활하게 해서 심뇌혈관 질환, 당뇨병, 고지혈증 등의 예방과 치료에

걷기운동의 효과

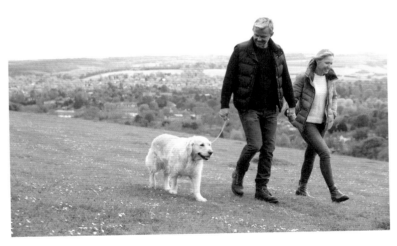

걷는 것만으로도 몸과 마음이 상쾌해진다.

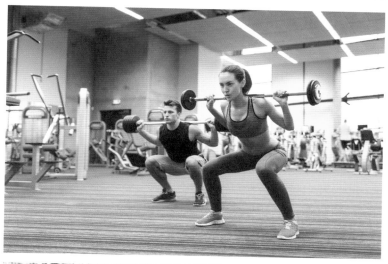

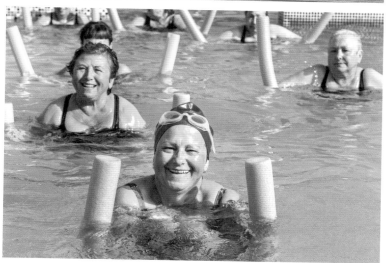

꾸준히 할 수 있는, 내가 좋아하는 운동이 무엇인지를 고민한 후 근력운동을 통해 근육량을 늘려
보자.

효과적이다. 또한 인슐린 저항성을 개선해 혈당을 안정시키고, 지방을 사용해 에너지를 생성하므로 체중 관리가 쉬워진다. 더욱이 스트레스를 감소시켜 심신을 안정시킬 수 있다.

둘째, 만 보에 집착하지 말고, 딱 30분만 걸어라.

걷기는 간단하면서도 어려운 기본운동이다. 그러므로 기본자세를 잘 익혀두자.

- 어깨, 등, 허리를 펴고 배를 집어넣는다.
- 턱을 당기고, 가슴을 젖히고, 시선은 10m가량 전방을 향하게 한다.
- 손은 가볍게 쥐고, 다리는 '11'자로 해서 무릎이 스치는 느낌으로 걷는다.
- 팔자걸음으로 걸으면 골반과 척추에 무리를 줄 수 있으므로 주의해야 한다.
- 하루 30분씩, 매일 빠르게 걸을 때 효과가 가장 좋다.

어떤 운동을 하든, 전후 준비운동 및 정리운동을 해야 한다. 발과 다리에 부담을 주지 않기 위해서는 걷기를 시작할 때 5분 정도 천천히 걷다가 차츰 속도를 높여야 한다. 반대로, 마무리할 때는 속도를 서서히 늦추는 것이 좋다.

셋째, 걷기 vs 뛰기? 더 좋은 건 '1+1'이다.

체력이 된다면 무작정 걷지만 말고, 뛰기와 걷기를 반복해보

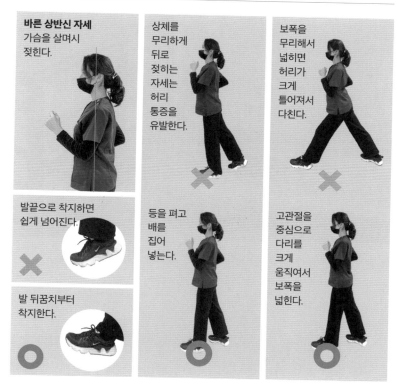

바른 상반신 자세
가슴을 살며시 젖힌다.

상체를 무리하게 뒤로 젖히는 자세는 허리 통증을 유발한다.

보폭을 무리해서 넓히면 허리가 크게 틀어져서 다친다.

발끝으로 착지하면 쉽게 넘어진다.

등을 펴고 배를 집어 넣는다.

고관절을 중심으로 다리를 크게 움직여서 보폭을 넓힌다.

발 뒤꿈치부터 착지한다.

3분을 걷더라도 제대로 걷는 게 중요하다.

자. 이것을 인터벌 트레이닝이라고 한다. 1분간 걷고, 1분간 뛰거나 숨찰 정도로 빠르게 걷는 것을 반복하는 운동이다. 단순히 걷는 것보다 지방을 더 많이 태우고, 신진대사의 변화를 더 빨리 기대할 수 있다.

계단 오르기의 효과

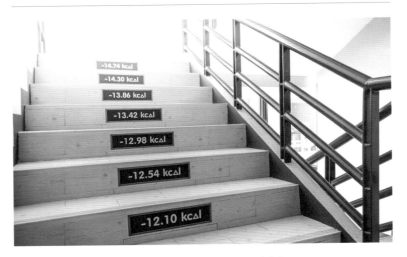

한 계단을 오를 때마다 0.15kcal씩 소모되고, 수명은 4초가 늘어난다.

넷째, 내려갈 때는 엘리베이터로, 올라갈 때는 계단을 이용하라.

같은 거리를 걷더라도 평지를 걷는 것보다 계단을 걷는 게 훨씬 효과적이다. 계단을 걸어서 올라갈 때 평지를 걷는 것보다 칼로리가 1.5배 더 소비되며, 엉덩이와 허리 근육을 강화할 수 있다. 특히 단조로운 운동에 비해 뇌를 더 자극할 수도 있다.

계단 오르기를 할 때 종아리 근육을 강화하고 싶다면 발바닥의 앞부분만 닿도록 해보자. 이때 상체는 곧게 세운 채 오르는 것이 효과적이다.

한 해가 지날수록 달라지는 것들(feat. 운동의 이점)

"머리가 말을 듣지 않으면, 몸으로 먼저 돌아가라!"

양손 모두 주먹을 쥐고 맞댄 뒤 엄지손가락을 내밀어보자. 주먹이 대략적인 뇌의 크기라고 한다면, 엄지손가락은 뇌 안의 측두엽 깊숙한 곳에 자리하고 있는 해마다.

이 해마는 기억력의 중추가 되는 곳인데, 나이가 들면 그 크기가 매년 1% 정도 줄어든다고 한다. 해를 거듭할수록 기억력이 달라지는 이유는, 해마를 비롯한 뇌의 위축에 의한 변화라고 할 수

기억력의 중추, 해마

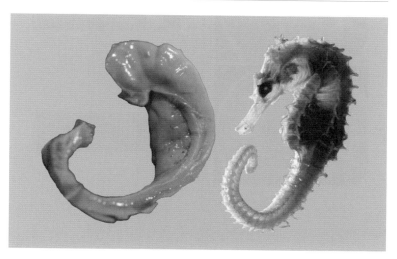

뇌 속의 해마는 바다생물 해마와 비슷하게 생겨 붙여진 이름이다.

지구력운동의 효과

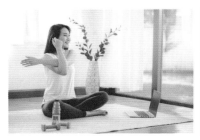

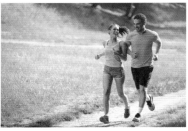

60명, 12주간 스트레칭만 함 　　　　60명, 스트레칭+걷기를 40분간 같이함

평균나이 70세 MCI(경도인지장애)

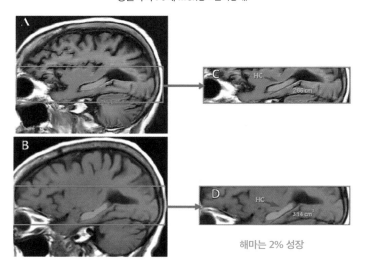

해마는 2% 성장

해마의 사이즈로만 따지면 2년은 젊어진 셈이다.

출처: M. Fotuhi, B. Lubinski, etc. "A PERSONALIZED 12-WEEK "BRAIN FITNESS PROGRAM" FOR IMPROVING COGNITIVE FUNCTION AND INCREASING THE VOLUME OF HIPPOCAMPUS IN ELDERLY WITH MILD COGNITIVE IMPAIRMENT" J PrevAlzDis 2016;3(3): pp.133~137.

있다. 이곳을 커지게 하는 비법은 다름 아닌 운동이다.

　운동을 할 때 스트레칭만 하는 것과 걷거나 뛰기는 어떤 차이가 있을까. 운동이 뇌에 미치는 효과를 다룬 연구는 이전부터 많이 있었다. 그중 평균나이 70세가량의 경도인지장애*로 진단받은 환자 120명을 대상으로 1년 동안 시행한 연구를 소개한다.

　이들을 두 그룹으로 나누어 한쪽은 일주일에 3회, 40분 이상 빠르게 걷기 혹은 뛰기 등 지구력운동을 시켰다. 그리고 다른 한쪽은 가벼운 스트레칭만 시켰다.

앞서 말했듯, 해마의 크기는 매년 1% 정도 줄어든다. 스트레칭만 했던 사람들은 정상 노화 과정에 따라 해마가 줄었는데, 지구력운동을 했던 사람들은 해마가 2% 정도 성장했다. 물론 신체적인 건강도 향상되었다.

　특히 주목할 점은, 참가자 중 몸이 더 튼튼해진 사람은 해마도 더 성장했다는 것이다. 더욱이 가장 튼튼해진 사람의 해마가 2% 이상 자랐다는 놀라운 결과가 보고되었다.

　이처럼 일주일에 몇 번 빠르게 걷기만 해도 뇌의 노화를 멈추거나 역전시키고, 기억력을 강화할 수 있다는 증거들이 많이 나오고 있다.

● 　경도인지장애란 기억력이 객관적으로 저하되어 있으나, 일상생활에는 지장이 없는 치매의 전 단계를 의미한다.

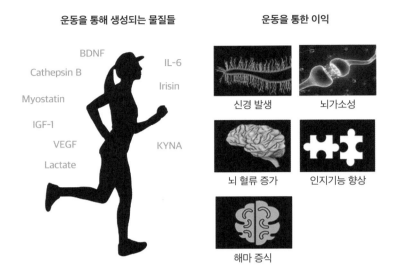

운동을 통해 생성되는 물질들

BDNF
Cathepsin B
IL-6
Irisin
Myostatin
IGF-1
VEGF
KYNA
Lactate

운동을 통한 이익

신경 발생   뇌가소성

뇌 혈류 증가   인지기능 향상

해마 증식

운동을 하면 신경전달물질이 많이 생성되어 신체를 건강하게 하고, 뇌를 자라게 한다.

출처: Tari, AtefeR et al. "Are the neuroprotective effects of exercise training systemically mediated?" Progress in cardiovascular diseases 62 2 (2019): pp. 94-101.

  "근육이 성장한다는 것은 뇌가 성장한다는 의미다"라는 말이 있다. 운동을 하면 근육이 커지는 것처럼, 운동으로 뇌를 더 자라게 할 수 있다. 단, 농사를 지을 때 땅이 제대로 기능하려면 물길이 잘 가야 하듯, 뇌세포가 잘 자라려면 뇌 혈류 기능이 좋아야 한다.

  운동을 하면 혈액순환이 잘된다. 또한 운동은 혈관이 딱딱해지는 것을 예방하고, 새로운 혈관도 만들게 한다. 특히 뇌에도 신선한 피를 공급해준다.

　운동을 해서 뇌 혈류가 좋아지면 뇌세포가 활성화되는데, 이때 뇌에서 뇌유래성장영양인자*라는 물질이 나온다. 이 물질이 뇌세포의 수가 늘어나는 데 도움을 준다. 그러므로 아이와 어른 모두 운동을 꾸준히 하게 되면 학습 능력이 향상되고, 기억력이 개선되어 뇌가 더 강해진다.

　아이리신은 일종의 메신저로서 운동할 때 근육 조직에서 만들어져 혈액을 통해 온몸에 전달되는 단백질messenger protein이다. 뇌에서 신경세포들이 신호를 주고받는 시냅스와 기억력을 보호한다. 치매 환자들에게는 아이리신이 부족하다는 연구 결과가 있다.

　한편, 편도체는 인간의 생존에 필수적인 기관이다. 편도체는 위험 상황을 인지하면 시상하부에 호르몬을 분비하라는 신호를 보낸다. 시상하부에서는 교감신경계를 자극하며, 옆에 있는 해마는 불안과 공포 상황을 기억해 다음에 비슷한 상황일 때 같은 감정을 느끼게 한다. 즉, 비상벨을 울림으로써 위험으로부터 빨리 달아날 수 있도록 하는 경계 시스템인 셈이다. 이것이 시상하부–뇌하수체–부신이 함께 연결되는 복합적인 기관의 대응 체계HPA axis다.

　하지만 과민하게 반응하지 않고 스트레스에 대처하려면, 코르

---

* BDNF(Brain-Derived Neurotrophic Factor), 뇌유래신경영양인자는 뇌 안에 있는 단백질로, 성장 요소 중 하나다.

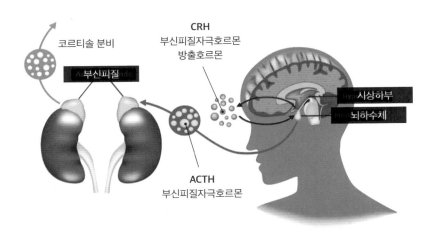

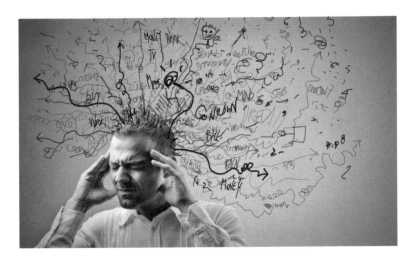

스트레스가 어떻게 발생하는지를 이해하면 잘 다스리는 데 훨씬 도움이 된다.

티솔이 뇌에 미치는 영향을 잘 억제해야 한다. 격렬하게 운동할 때는 편도체의 과민 반응도 감소하고, 코르티솔의 상승폭이 줄어 스트레스에 덜 민감해진다. 또한 뇌의 신경전달물질인 엔도르핀이 생성되어 기분이 좋아지고, 뇌가 통증을 더 잘 견딜 수 있게 된다.

노화의 열쇠인 텔로미어와 텔로머레이즈에 대해 알아보자. 그림은 DNA 염기서열 텔로미어를 설명하고 있다. 텔로미어는 불로장생의 비밀이라고 알려진 바 있다. 이에 세포의 사멸을 억제하고, 항노화 기능을 하는, 치매 치료제의 신약 후보 물질인 **텔로머레이즈**에 대한 관심이 늘고 있다. 텔로미어의 길이를 유지하는 효소로 알려져 있는데, 텔로미어와 텔로머레이즈는 정확히 무엇일까?

텔로미어는 염색체 끝에 있는 보호 덮개 영역으로, 쉽게 말해 운동화 끈의 끝부분이다. 운동화 끈은 끝이 플라스틱이나 금속으로 마감 처리가 되어 있어 쉽게 닳지 않는다. 텔로미어도 같은 역할을 한다.

세포가 분열할 때마다 염색체 끝에 있는 텔로미어는 짧아진다. 이것이 다 닳으면 세포 분열을 멈추게 된다. 세포가 분열을 멈춘다는 것은 노화로 인해 수명을 다한다는 것, 즉 세포가 노화돼 죽는다는 것을 의미한다. 그러므로 노화와 수명에 직접적인 역할을 하는 것이 바로 텔로미어의 마모 여부라고 할 수 있다.

일반적인 체세포는 텔로미어를 유지할 수 없다. 하지만 생식세포나 줄기세포는 텔로머레이즈라는 효소로 텔로미어의 길이를 유지한다. 텔로머레이즈를 활성화하는 방법은 두말할 필요 없이 운

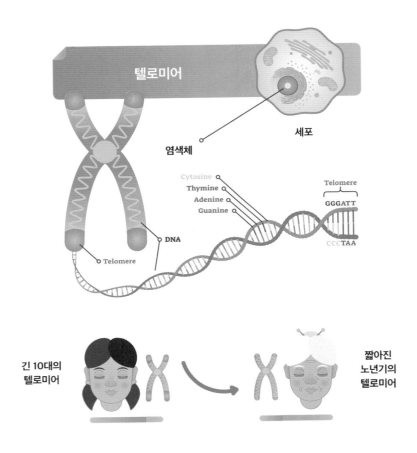

긴 10대의
텔로미어

짧아진
노년기의
텔로미어

텔로미어란 염색체 끝부분에 해당하는 DNA 염기서열이다. 이것이 짧아지면 세포가 노화한다.
캐럴 그라이더를 비롯한 3명의 과학자는 텔로미어에 관한 연구로, 2009년 노벨의학상을 수상
했다.

124

동이다. 운동이 몸을 건강하게 해주는 데 그치지 않고, 젊음을 유지하게 해주는 셈이다.

노년의 삶을 좌우하는 '근육 적금'

우리 몸의 근육은 40대 이후가 되면 매년 줄어든다. 그래서 뇌를 지키기 위해서는 매일 조금씩이라도 근육을 늘리는 운동을 해야 한다.

노년의 삶을 좌우하는 근육량

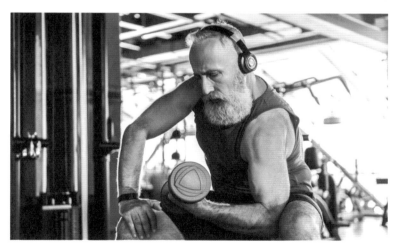

근육량은 영양 섭취량, 신체 활동, 호르몬 변화 등에 좌우된다.

만일, 다음과 같은 증상이 있다면 '근육 감소'를 의심해야 한다.

1. 마트에서 장을 볼 때 무게 때문에 바구니보다는 수레를 쓰는 나를 발견할 때
2. 일어설 때 무릎을 짚거나 주변 사물을 잡고 일어나는 일이 일상일 때
3. 계단 오르는 것이 벅차서 한 층을 이동하더라도 무조건 엘리베이터나 에스컬레이터를 선택할 때
4. 보폭이 줄어들고, 균형 잡기가 힘들어 자주 넘어지며, 조금만 활동해도 숨이 찰 때, 운동할 때
5. 다치는 일이 흔하고, 평소 근육통이 심하다고 느낄 때

노화가 되면 골격근이 감소하게 된다. 정상 수준을 넘어서 팔다리의 근육량이 평균보다 -2 표준편차 미만으로 감소한 경우를 근감소증이라고 한다. 근감소증은 질병으로 간주하는데, 몸의 기능을 떨어뜨릴 뿐만 아니라 수명을 단축시킨다. 이 말은 곧 근육이 많을수록 오래 산다는 의미다.

노년기에 일정한 수준의 근육을 유지해야만 인체의 대사 기능이 악화되는 것을 막을 수 있다. 따라서 한 살이라도 젊을 때 근육량을 미리 키우고, 이를 유지하기 위해 노력하는 것이 중요하다.

집에서 근감소증 진단 테스트를 손쉽게 할 수 있다. 다음 그림을 참고해 근육량과 근력을 측정하며, 자신의 신체 기능을 확인할

노인 근육감소증 의심 증상

☑ 최근 1년 이내에 체중이 4.5kg 이상 감소했다.

☑ 다리에 힘이 없어서 종종 주저앉는다.

☑ 계단을 오르는 것이 벅차다.

☑ 걷는 등 활동 시 균형을 잘 못 잡는다.

☑ 발목을 잘 접질리거나 쉽게 넘어진다.

☑ 어깨나 무릎관절이 부드럽게 움직이지 않는다.

운동기능저하증후군을 스스로 테스트하면서 운동의 필요성을 느껴보자.

수 있다.

또한 집에서 운동기능저하증후군을 스스로 손쉽게 진단하는 테스트가 있다.

우선, 40cm 높이의 의자에서 한 발로 일어나는 것이다. 이때 양손은 이용하지 말고 가슴 앞에 모아둔다. 일본에서 고안된 이 테스트는 한 발로 일어나지 못하면 운동기능저하증후군 초기인 1단계라고 본다. 또한 20cm 높이의 의자에서 양다리로 일어나지 못하면 운동기능저하증후군이 심각한 2단계로 본다.

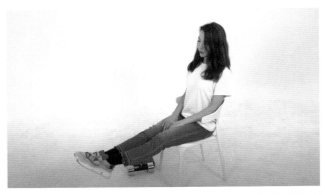

운동기능
저하 테스트

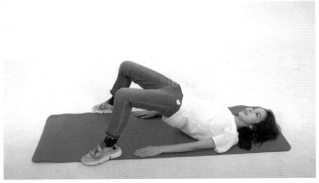

홈트레이닝 영상이 많아진 지금은 맨몸으로 할 수 있는 근력운동이 많이 있다.

　그러므로 한 발로 일어서려면 우리 몸에서 가장 큰 근육인 허벅지 앞쪽 대퇴사두근과 엉덩이 근육이 충분히 발달해 있어야 한다. 40cm 높이의 낮은 의자에 앉으면 무릎이 90° 이하로 굽혀진다. 이 높이에서 한 발로 일어나야 하체 기능이 정상이고, 이 자세가 안

되면 운동기능 저하가 시작됐으므로 경각심을 가져야 한다.

더욱이 요즘은 의자 하나만 있어도 근육을 단련할 수 있다. 홈 트레이닝 영상이 많아진 지금은 맨몸으로 할 수 있는 근력운동이 많이 있다. 하지만 근감소증을 예방하기 위해 단백질을 충분히 섭취해야만 한다는 점도 잊지 말자. 또 뇌혈관 질환을 앓았던 사람은 혈압이 과도하게 상승되면 혈관에 부담을 줄 수 있으므로, 고중량을 이용한 근력운동은 하지 않도록 한다.

새로운 시니어! 새로운 놀이문화!

균형감과 근력 그리고 즐거움을 키우는 삼박자, 댄스

춤을 추려면 사람들이 모인 곳에서 경쾌한 음악을 들으며, 머리와 몸으로 동작을 익혀야 한다. 그러다 보면 사회성이 자연스럽게 향상되고, 기분이 좋아지고, 우울증도 개선된다. 그중에서도 온몸을 사용하는 춤이 뇌 건강에 좋다. 동일하게 반복되는 템포와 움직임보다는 다양한 템포와 움직임이 포함된 춤이 효과적이다.

치매 예방을 위한 춤은 전 세계적으로 관심을 끌고 있다. 특히 핀란드에서 유래된 메모댄스(Memory+Dance=Memodance)는 대화가 거의 불가능한 중증 환자들도 춤을 춘다. 그 결과 이들의 기분과 인지 반응도 좋아졌다.

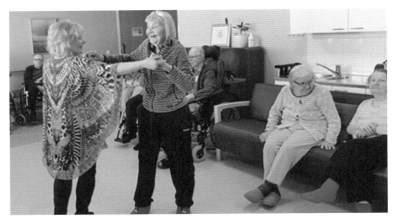

메모댄스를 즐기다보면 미처 예상하지 못한 방향으로 갑자기 움직이는 경우가 많은데, 이로 인해 뇌가 많이 자극된다.

독이 되는 등산 VS 약이 되는 등산

등산은 한국인들이 즐기는 취미 중 하나다. 하지만 등산은 유산소운동과 근력운동이 가미된 고강도 운동이다. 그러므로 등산할 때는 안정적인 속도로 보행을 유지해야 하며, 평소 체력에 맞는 산을 선택해야 한다.

무리하게 산행을 했다가 혈압 조절이 안 되어 심뇌혈관 질환이 악화되거나, 낙상해 골절이 발생할 수도 있다. 또한 수분이 부족하면 탈수와 탈진이 발생할 수 있으니, 물을 자주 섭취해야 한다. 특히 겨울에는 저체온증에 노출되지 않도록 주의해야 한다.

한편, 무릎관절증은 등산 중에 발생하는 가장 흔한 근골격계 질환이다. 무릎은 우리 몸에 있는 관절 중 가장 크고, 몸무게를 거뜬히 지탱하는 만큼 중요하다. 만일, 근육이 약해져 인대에 많은 부담이 가면 관절 및 인대나 연골에 손상이 발생할 수 있으므로 주의해야 한다.

마지막으로, 등산을 하며 음주를 해서는 절대 안 된다. 음주 후 산에 오르면 혈압이 갑자기 상승해 두통이나 현기증이 유발되고, 심장발작이나 뇌졸중 등 치명적인 결과를 초래할 수 있다.

등산의 즐거움

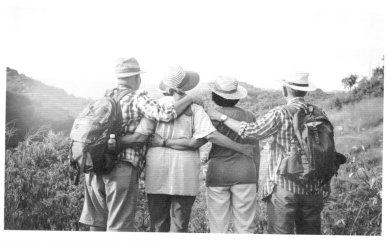

등산은 성취감과 평화로움을 느끼게 해준다.

60대가 30대를 이길 수 있는 유일한 스포츠, 골프

나이가 들어서도 여유롭게 즐길 수 있는 스포츠 중 하나가 골프다. 골프는 기본적으로 많이 걷는 운동으로, 앞에서 언급한 유산소 운동의 이점을 공유한다. 한 번의 샷을 위해 거리를 계산하고, 해저드와 벙커가 어디 있는지, 공을 어디로 칠지를 모두 고려해야 한다. 따라서 뇌를 은근히 많이 쓰는 운동이다.

또한 보통 네 명이 한 조를 이루어 필드에 나가기 때문에 지속적인 인간관계를 통해 우울감이나 고독감을 예방하는 데 도움을 준다. 그래서 골프 같은 레저를 자주 즐기는 사람은 치매 위험도 낮다.

다만, 골프 스윙 중 과도한 동작으로 인해 갈비뼈와 척추가 골절될 수 있고, 뇌혈관 중에서 척추동맥 박리 발생이 보고된 바 있으니 주의해야 한다. 그러므로 골프를 하기 전에 충분한 스트레칭과 근력운동으로 기본기를 마련해야 한다.

삶의 질을 UP!-지금 바로 써먹는 운동 가이드

정적인 운동만 해서는 안 된다! (파킨슨병)

파킨슨병은 떨림, 행동 느려짐, 근경직 등의 특징이 있는 퇴행성 이상운동 질환으로, 보행장애가 흔하게 발생한다. 간혹 앞으로 구부러진 듯한 이상한 자세가 되어 종종걸음을 걷고, 발바닥이 땅에 붙은 것처럼 잘 떨어지지 않는 보행동결이라고 하는 증상을 호소하기도 한다.

파킨슨병의 치료에서 가장 중요한 것은 적절한 약 복용과 함께 운동치료를 서둘러 시작하는 것이다. 하지만 장애를 가진 채 지내는 시간이 길어서, 통증이나 어지럼증 등의 동반 증상이 두려워 스트레칭이나 요가 등 정적인 운동만 하려는 경향이 있다. 그러나 연구에 따르면 중등도 이상의 운동을 해야 병이 빠르게 진행되는 것을 예방할 수 있다.

미국 스포츠의학회와 파킨슨재단에서 공동으로 발표한 '파킨슨병 환자를 위한 운동 가이드라인'은 다음과 같다.

1. 유산소운동
   일주일에 3일 정도는, 한 번 운동할 때 30분 이상 숨이 가쁜 정도로 걷거나 뛴다.
2. 근력운동
   본인에게 맞는 아령을 이용하거나, 기구를 이용한 근력운동을 일주일에 2~3번가량 시행한다. 이때 한 번 시행할 때 20회가량 반복적으로 시행한다.
3. 균형·민첩성운동
   댄스, 에어로빅, 복싱 등 본인이 좋아하는 다양한 운동을 시도한다.

4. 스트레칭

가능하면 매일 10분 이상 하는 것을 추천한다.

주 2~3회, 함께 운동한다! (치매)

하루에 60분 이상 활동량을 유지한 노인은 활동량이 감소한 노인에 비해 인지기능의 저하가 3.5배까지 느리게 진행된다. 특히 유산소운동은 신경세포의 분화와 성장 등에 관여하는 호르몬을 증가시키고, 뇌 가소성을 증가시킨다. 다만, 치매 환자들은 인지능력뿐만이 아니라 일상생활 능력이 저하되어 있어 주변의 도움이 필요하다.

'치매 환자를 위한 운동 가이드라인'은 다음과 같다.

1. 운동은 치매가 발생하기 전 혹은 치매 초기부터 가급적 빨리 시행하도록 한다.
2. 야외에서 걷는 운동을 할 때는 길을 잃지 않도록 주의한다.
3. 운동의 강도는 중등도로 실시한다.
4. 유산소운동은 하루 20~30분, 주 3회 이상 실시한다. 그리고 근력운동은 주 2회 정도 6~8세트로 2회 반복하도록 한다.
5. 낙상을 방지하기 위해 집 안에 미끄럼 방지용 패드를 부착한다. 또한 거실의 전선 등을 정리하고, 밝은 조명을 유지한다.

중앙치매센터 https://www.nid.or.kr/main/main.aspx

재활은 빠를수록 좋다! (뇌졸중)

뇌졸중 이후 가장 불편한 증상 중 하나가 편마비다. 오른손잡이에게 우측 편마비가 발생하면 수저질, 세수, 글씨 쓰기와 같은 일상조차 스스로 하기 힘들어진다. 회복 속도는 개인마다 다르지만, 뇌졸중을 앓은 뒤 기능을 회복하는 데는 3개월 이내에 치료를 어떻게 받느냐에 달려 있다.

운동은 마비를 회복시키기 위한 치료적 운동과 전반적으로 건강을 증진하기 위한 유산소운동으로 나눌 수 있다. 특히 유산소운

재활치료의 시기 및 효과

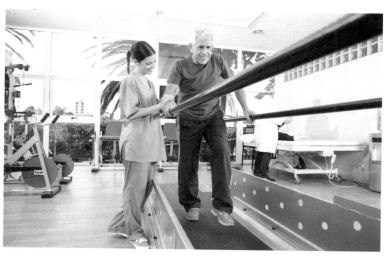

의학적으로 안정된 상태라면 재활운동을 최대한 일찍 시작한다.

동은 뇌졸중의 원인인 혈압이나 당뇨, 콜레스테롤 수치 등을 개선함으로써 심뇌혈관 질환을 예방하는 데도 중요한 역할을 한다.

대개 보행 훈련, 근력강화운동 및 관절운동으로 나뉘어 있다. 그런데 개인마다 병변의 위치와 장애가 다르므로, 특성에 맞는 맞춤형 재활치료가 필요하다.

아래의 주의 사항을 염두에 두고, 전문의로부터 진단을 받도록 한다.

1. 의학적으로 안정된 상태라면 재활운동을 최대한 일찍 시작한다.
2. 유산소운동, 특히 걷기 훈련은 뇌졸중 이후 보행장애를 개선하는 데 효과가 있다.
3. 언어장애나 인지장애가 발생한 경우, 언어 및 인지 재활치료와 함께 의학적인 치료를 병행한다.
4. 혈압 및 당뇨 환자는 운동 전후 혈당을 체크한다.

10. 운동하다가 머리를 부딪혔는데, 어떻게 해야 할까요?

머리를 부딪혔을 때는 단순한 타박상부터 큰 힘이 가해지면서 발생하는 뇌출혈이나 골절이 발생할 수 있습니다.

뇌진탕은 외상 후 두통·어지럼증·구역·구토 등 가벼운 증상이 있지만, CT나 MRI 같은 영상 검사를 해보면 뚜렷한 이상이 나타나지 않습니다. **뇌출혈**이 생긴 부위의 뇌는 기능이 떨어지면서 각기 다른 신경학적인 증상과 후유증이 생길 수 있습니다. 그러면 즉시 응급실에 방문해야 합니다.

[급히 병원에 가야 할 '머리 외상' 증상]

- 구역질·구토를 동반하는 두통이 생긴 경우
- 의식이 혼미해지며 졸음이 오는 경우
- 의식을 잃는 경우
- 말이 어눌해지는 경우
- 물체가 두 개로 보이는 경우
- 코나 귀로 맑은 액체나 피가 나오는 경우

11. 운동하면서 자주 넘어지고, 종종걸음을 칩니다.

나이가 들어서일까요, 다른 병이 있어서일까요?

(근력 저하와 파킨슨증후군의 구별)

종아리 근육은 몸을 앞으로 나아가도록 하는 역할을 합니다. 그런데 나이가 들면 이 근육이 약해지면서 보폭은 짧아지고, 속도가 느려집니다.

하지만 나이가 든다고 해서 병적인 이상이 발생하지는 않습니다. 즉, 짧은 보폭과 넓은 양발 간격, 팔 흔들기의 감소, 구부정한 자세를 보인다면 나이 들어서 생긴 증상이라고 할 수 있습니다. 그러나 치매나 파킨슨증후군이 진행되는 초기 현상일 수도 있으니 주의해야 합니다.

특히 걸음걸이가 문제라면 관절염, 근골격계의 변형, 뇌졸중 후 장애, 저혈압 등 이상 증세가 광범위하게 나타나므로 주의해야 합니다.

12. 손발이 저리고 시린 증상이 종종 있습니다. 혈액순환 문제일까요?

손은 작은 신체 부위지만 27개의 뼈, 인대, 신경, 힘줄, 근육이 복잡하게 얽혀 있습니다. 이 중에서 저리고 시린 증상을 유발하는 것은 혈관과 신경의 문제로 볼 수 있습니다.

레이노증후군은 추운 곳으로 나가거나 찬물에 손발을 담갔을 때 상황에 따라서 손발의 혈관이 수축해 혈액순환장애를 일으키는 질환입니다. 증상은 손발의 3단계 색깔 변화로 나타나게 됩니다. 추위에 노출되면 피부가 하얗게 변하고, 차츰 파란색으로 되었다가 다시 붉어지죠. 추위로 인해 혈관이 좁아져 막히면 피부가 하얗게 변하고, 산소 농도가 떨어져 파랗게 변했다가 조금 지난 뒤 혈관이 다시 넓어져 붉어지는 것입니다. 일반적으로 손이 차다고 느끼는 수족냉증보다 증상이 훨씬 심하고, 가려움증이나 통증도 동반될 수 있습니다.

또한 손 저림 증상과 함께 손목 통증이 느껴진다면 손목터널증후군을 의심할 수 있습니다. 손목을 많이 사용하는 주부나 직장인에게 주로 나타납니다. 손목에 있는 수근관(손목터널)이 좁아지면, 그 사이를 지나는 정중신경이 눌려 통증 및 저림 그리고 감각이 저하됩니다. 심한 경우, 손에 힘이 빠지거나 통증이 심해져 젓가락질이나 옷의 단추를 잠그기 어려워집니다. 또 찬물에 손을 담그거나 뚜껑을 돌릴 때, 손을 뒤집거나 빨래를 짤 때 통증이 더욱 심해질 수 있습니다.

5장

호모 루덴스(HOMO Ludens), 유희의 인간

"인간의 본질은 유희이며,

이를 통해 학문이나 예술 등 인간의 발전에 기여한다."

— 요한 하위징아

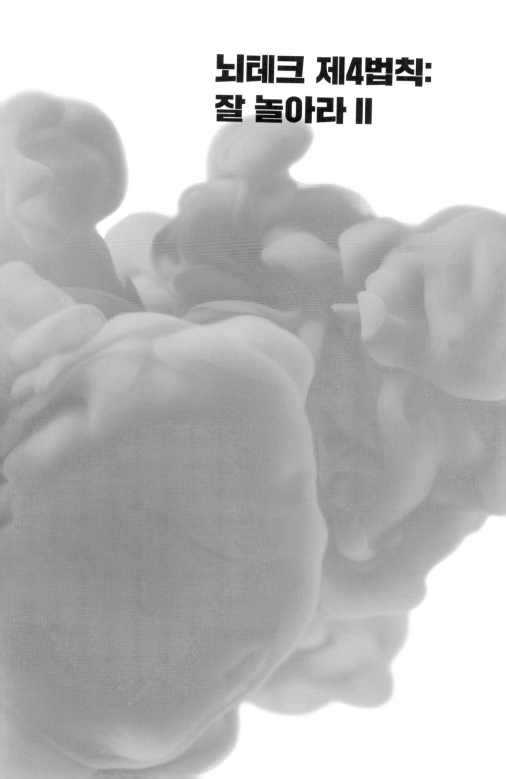

뇌테크 제4법칙:
잘 놀아라 II

뇌 건강 주치의 손유리와 함께하는
뇌~ 건강 퀴즈 OX ⑤

1. 머리가 큰 사람은 뇌세포가 많이 있다.

   뇌세포의 숫자와 머리의 크기는 비례하지 않는다.

2. 문맹이나 무학이면 치매에 걸릴 가능성이 높다.

   어릴 때의 학습과 교육은 인지예비력을 높여서 치매 위험을 줄여준다.

3. 스마트폰이나 컴퓨터로 고스톱만 쳐도 치매 예방에 효과적이다.

   단순 패턴이 반복되는 고스톱보다는 누군가와 함께 대화하면서 뇌와 손을 함께 쓸 수 있는 다양한 활동이 효과적이다.

답: 1. X 2. O 3. X

뇌도 근육처럼 사용하라

진료실에 기억력 저하가 고민인 60대 후반의 남자가 내원했다. 교회에서 설교를 들으면 이해가 잘 안되고, 두어 시간이 지나면 오늘 무슨 얘기를 들었는지 기억이 안 난다고 했다.

그의 일상을 들여다보자.

그는 3년 전 행정직에서 물러난 이후 경제활동은 안 하고 있다. 현직에 있을 때는 일에만 몰두하며 바쁘게 지냈기에 퇴직 후에는 집에서 거의 쉬고 있다. 물론 특별한 취미도 없다. 여행은 자녀들이 예약해준 패키지여행으로, 가이드 뒤만 졸졸 따라다니는 여행을 두세 번 다녀왔다. 그는 예전부터 아침이면 출근해 돈 버는 일이외에는, 은행 일도 아내가 거의 도맡아서 했다. 필요한 물건은 말만 하면 가족들이 사다 주고는 했다. 요리는 거의 해본 적이 없고, 세탁기 작동도 해보지 않아서 못 한다. 퇴직 후 거의 집에서 있으면서 하루 한 번 공원 산책, TV 보기, 주말에 교회에 나가는 게 전부다.

무엇이 잘못된 것일까?

뇌 속에는 무수히 많은 신경이 있다. 이것은 뇌세포들 사이의 연결망인데, 이 연결망의 총체를 **백질**이라고 부른다.

백질 속을 자세히 들여다보면, 세포 간에 밀접하게 닿아 있는 신경돌기가 있다. 이 연결 부분이 **시냅스**다. 우리가 새로운 활동을 할 때 관련된 시냅스들이 새로 생성된다. 새로운 경험이나 지식을 많이 축적하면 뇌 안의 시냅스가 점차 늘어난다. 그러다가 잘 사용하지 않아 불필요하게 되면 자연스레 없어진다. 뇌는 바로 이러한 연결이 전반적으로 약해지거나 없어지면서 퇴행한다. 그래서 이러한 연결성이 유지되도록 뇌를 지속적으로 사용해야 한다.

"직장에서 은퇴 후 뇌 기능도 은퇴했다."

많은 사람이 이처럼 농담 섞인 이야기를 종종 한다. 실제로, 사회생활에서 멀어지면서 뇌를 활용하는 일에 소홀하면 인지기능이 많이 떨어진다. 특히 주체적으로 활동하지 않고 모든 것을 남에게만 맡겨서 원래 할 수 있는 일이 한정되어 있던 사람들이 이에 해당한다. 나이가 들면 뇌의 연결망이 활성화될 일이 거의 없기 때문이다.

그렇다고 해서 뇌에 병이 없는 상태만 바랄 수는 없다. 뇌를 적극적으로 사용해서 진정한 인지기능, 즉 변화하는 사회에 적응하고, 상호작용할 수 있는 총체적인 능력을 기를 수 있도록 해야 한

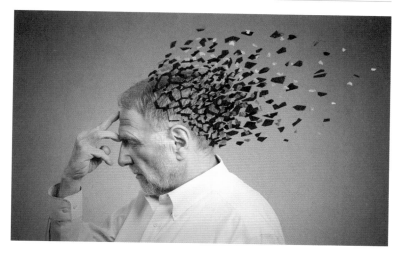

뇌는 사용하지 않으면 서서히 퇴화한다.

다. 그러기 위해서는 첫째, 지금부터라도 일상생활에 필요한 요리와 취미 생활을 시작한다. 둘째, 남에게 맡기지 말고 스스로 한다. 셋째, 잘 모르는 것은 배워서 익힌다. 이 3가지만 기억하고 실천한다면 당신의 인지기능은 예전처럼 다시 살아날 것이다.

디지털 기기, '양날의 검?'

한때 디지털 치매라는 말이 유행했다. **디지털 치매**Digital De-mentia

란 휴대전화 등의 디지털 기기에 지나치게 의존한 나머지, 기억력과 계산 능력이 많이 떨어지는 상태를 우려해서 나온 말이다.

디지털 치매를 의심할 수 있는 증상은 다음과 같다.

> 1. 외우고 있는 전화번호가 5개 미만이다.
> 2. 손으로 글씨를 쓰는 일이 드물다.
> 3. 평소에 알고 있던 영어나 한자가 기억나지 않은 적이 있다.
> 4. 자동차 내비게이션을 장착한 뒤 지도를 보지 않는다.

다소 근거가 부족한 자가진단표지만, 경각심을 불러일으키기에는 충분하다. 아무튼 요즘에는 전화번호를 외우고 다니는 사람이 거의 없다. 더욱이 학교를 졸업한 후 손으로 글씨를 쓰는 일은 거의 없는 듯하다. 외워야 하는 것들은 이전에 비해 확실히 줄어들었다.

어떠한 사회적인 현상에 대해서도 포털 사이트에 나온 제목만 읽고, 피상적으로만 이해하려는 습성이 있다. 심지어 검색 창에 '내가 뭘 입력하려고 했지…'라는 것이 자동 검색어로 뜨기도 한다. 어쩌면 주의집중력장애나 건망증이 현 사회의 전반적인 흐름인지도 모른다.

비단 나이 든 사람들만의 이야기가 아니다. 스마트폰, 태블릿 PC, 노트북 등으로 주변인의 전화번호뿐만 아니라 궁금한 것이나 모르는 길을 애써 찾아보지 않아도 손가락 하나로 답을 얻게 된다. 이러한 디지털 기기가 기억력을 대신해주고 있는 것이다.

이처럼 사람들은 지식이나 정보를 기억하는 것이 아니라, 키워드를 입력하거나 즐겨찾기를 해두려고 한다. 이렇게 되면 정보가 있는 곳만 기억하기 때문에 기억력이 크게 필요하지 않게 된다. 따라서 뇌 활동 자체가 현저하게 저하될 가능성이 높아진다.

하지만 **디지털 치매증후군**은 뇌 손상으로 인한 인지 저하 및 일상생활 능력 저하로 국한된 치매의 정의와는 거리가 있다. 그래서 병으로 인정되지는 않는다.

그럼, 디지털 기기의 단점은 무엇이 있을까?

첫째, 인터넷은 사람의 뇌를 얇고 가볍게 만들 수 있다. 현대인은 온라인에 쏟아지는 정보를 슬쩍 훑어보는 습관 때문에 호흡이 긴 장편의 글을 인내심 있게 읽어내지 못한다. 기사들만 보고 옳다고 믿으므로, 잘못된 거짓 뉴스에 현혹될 위험이 있다.

Follow me 손샘 처방! 뇌테크 실천법

1. 업무 및 작업 외 시간에는 가능한 한 밖으로 나가야 한다. 푸른 빛을 방출하는 디지털 기기 앞에 앉아 있는 것보다 햇빛에 노출되는 것이 훨씬 낫다.
2. 가정에서는 디지털 기기를 사용하는 시간을 제한한다. 전자파와 정보의 소음으로부터 떨어져 고요한 일상을 즐긴다.

둘째, 모든 디지털 기기는 높은 수준의 블루라이트를 방출하고 있다. 블루라이트는 스트레스 호르몬인 코르티솔의 수치를 증가시켜, 기억과 관련된 해마 등 일부 뇌 부위의 수축으로 이어질 수 있다. 또한 수면장애로 이어져 정상적인 일주기 리듬을 방해한다.

그러므로 '디지털 치매'를 극복하기 위해서는 일상생활에서 디지털 기기에 대한 의존도를 줄여야 한다. 또한 운동, 독서 등 아날로그 활동을 늘리면서 디지털과 아날로그의 균형을 이룰 수 있어야 한다.

디지털 치매가 걱정된다고 해서 시대의 흐름을 무시하고 최신 기기들을 무조건 멀리하는 것이 능사는 아니다. 새로운 디지털 기기를 적절히 접함으로써 새로운 기술에 자신을 노출시켜 배움의 기회가 생긴다.

최근 '그레이 게이머'라고 하는 노년층의 새로운 게임 이용자 집단이 늘어난다고 한다. 게임을 하면서 눈앞에서 벌어지는 일과 필요한 요소를 순간적으로 파악하고, 단기적으로 기억하는 과정은 작업 기억을 향상하는 데 도움이 된다.

또 승리로 이끄는 규칙을 파악하면서 추상적인 사고 개념과 개념화 능력에 도움을 받을 수 있다. 그래서 비디오 게임으로 인지 기능 자체를 향상할 수 있다는 이론도 나오고 있다.

하지만 한 가지 음식만 섭취하면 영양 불균형이 생기는 것처럼, 게임에 필요한 활동을 하면서 뇌를 자극하고 또 관련 행동을 반복하면 신경을 연결하는 효율성은 증가한다. 하지만 사용하지 않은 행동에 필요한 신경 연결은 약화된다. 따라서 게임에서 잃어버리는 것들을 보완하며, 균형 잡힌 인지 활동을 위해 노력할 필요가 있다.

뇌에 좋은 자극들: 새로운 지식 습득, 외국어 배우기

KFC의 창립자 할랜드 샌더스는 체인점을 모집하기 위해 65세의 나이에도 불구하고 고물차를 타고 세일즈 여행을 떠났다. 또한 미국의 국민 화가 모지스 할머니는 76세에 그림을 시작했다. 이처럼 새로운 것을 시작하지는 못하더라도, 당신이 알고 있는 지식이나 개념을 현재에 맞게 리셋할 줄도 알아야 한다.

배움의 길은 끝이 없다. 연구에 따르면 어휘, 언어 기억, 계산, 공간, 지각 속도, 귀납추리 등에서 최고의 수행력을 보이는 나이는 40~65세라고 한다.

나이가 들면 뇌는 다른 방식으로 일을 하면서 노화에 대응한다. 젊은 사람들은 주로 한 번에 뇌의 한쪽만을 사용하는 데 비해, 나이가 든 사람들은 양쪽 뇌를 모두 사용하는 것이다. 이것을 **양측편재화**라고 한다.

뉴런 자체는 노화되면서 처리 속도는 느려질 수 있으나, 사고 방법이나 활용 능력에 있어서는 오히려 연륜이 있는 중년이 유리하다.

새로운 취미에 도전하기

앙리 루소는 40세가 다 되어 화가의 길을 본격적으로 걸었다. 또 임마누엘 칸트는 '비판 3부작'의 첫 책 『순수이성비판』을 57세에 발표했다.

또한 **미국의 국민 화가로 불리는 모지스 할머니**는 누군가 마침표라고 생각하는 나이일지도 모르는 75세경에 그림을 그리기 시작했다. 101세로 별세하기 전까지 약 1,600점의 그림을 남겼다. 그녀가 자서전에서 이렇게 말한다.

"어릴 때부터 늘 그림을 그리고 싶었지만, 76세가 되어서야 시작할 수 있었어요. 좋아하는 일을 천천히 하세요. 때로 삶이 재촉하더라도 서두르지 마세요."

중년기 이후의 게임 활용법

최근에 발표되는 논문들을 보면, 게임이 인지기능을 향상하는 데 도움을 준다며 게임을 긍정적으로 바라보고 있다.

e스포츠 최고 인기 게임으로서 세계적으로도 유명한 카운터스트라이크는 오랜 기간 1위를 지켜오고 있다. 보통 이 대회에 10대 게임 선수들이 참가하는데, 최근 열린 대회에 '실버 스나이퍼즈'라는 스웨덴 출신의 은퇴한 노인 5명이 참가했다고 한다.

이 선수들은 게임을 시작하면서 손주들과 대화하기 시작했고, 게임을 통해 더욱 행복해졌다고 말한다. 이처럼 디지털 기기를 현명하게 활용하면 두뇌를 많이 사용하게 되어, 생활에 활력을 불어넣는다.

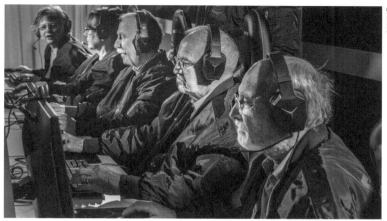

©renovo

실버 스나이퍼즈는 스웨덴 출신의 은퇴한 노인들로 구성되어 있다.

외국어는 뇌를 위한 '영양제'

2013년 미국신경의학회지를 보면, 이중 언어를 구사하는 사람이 한 가지 언어만 쓰는 사람에 비해 치매가 발병할 위험이 낮으며, 설사 발생하더라도 4년 혹은 5년 늦게 나타난다고 한다. 60세 이후에는 치매가 발병할 위험이 5년마다 2배씩 증가하니, 평생 이중 언어를 사용하게 되면 치매가 발병할 위험을 절반으로 줄일 수 있다는 이야기다.

이런 사실은 영어와 불어를 모두 공용어로 사용하는 캐나다 몬

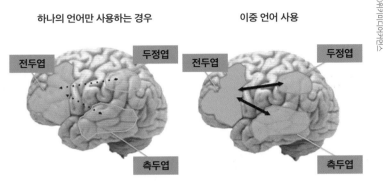

나이 들어서 외국어를 배우면 뇌를 구석구석 활용할 수 있다.

출처: Grant A, Dennis NA and Li P (2014) Cognitive control, cognitive reserve, and memory in the aging bilingual brain. Front. Psychol.

트리올 지역과 영어와 힌두어를 사용하는 인디아 지역에서 이뤄진 연구에서도 확인됐다.

평소에 모국어를 사용할 때 활성화되는 뇌 영역과 외국어를 구사할 때 활성화되는 뇌 영역이 다르다. 그러므로 성인이 되어 외국어를 학습하면 평소에 사용하지 않던 뇌 부위를 사용하게 되는 것이다.

이중 언어를 오랫동안 사용함으로써 외국어를 유창하게 구사하는 사람에게서 언어 기능과 관련된 뇌 영역은 물론 집행 기능에 관여하는 전두엽이나 기저핵 부위도 활성화되는 것이 최신 뇌영상 기법 연구에서 확인됐다. 또한 이와 관련된 대뇌 피질 두께가 증가하거나 인지기능과 관련해 연결망이 강화되는 등 구조적인 변화도 일어나고 있다.

이렇게 이중 언어를 구사함으로써 인지기능과 관련해 신경 네트워크가 강화되면 노화 및 신경 독성 단백 등 다양한 스트레스에 대한 저항력이 생긴다. 또 신경 퇴행과 뇌 위축 정도도 완화됨으로써 치매를 예방할 수 있게 된다.

지금부터 외국어 공부로 뇌의 인지예비력을 늘려보자.

관계와 뇌의 발달

인간은 사회적 동물로서 혼자 살 수 없으며, 타인과의 애착과 관계가 인생에서 매우 중요하다. 사람들이 어떤 상황에서 행복하고 또 건강한지를 여러모로 연구해 보면, 사람들과의 관계가 가장 중요한 요소로 꼽힌다. 타인과의 관계가 좋은 사람일수록 건강하고 행복하다. 그것은 나이가 들수록 더욱 가치 있다.

다른 사람들과의 관계, 즉 가족, 파트너, 자식 그리고 친구들과의 관계보다 더 많은 행복을 약속해 주는 것은 이 세상에 없다.

뇌 건강을 위해서도 타인과의 관계가 필요하다. 긍정적인 관계가 뇌 건강에 필수 요소로 작용한다. 관계가 뇌에 미치는 영향은 영유아기 뇌의 발달이나 퇴행이 결정되는 것에서부터 볼 수 있다.

감정적인 돌봄과 인지적인 자극을 제공하는 환경이 없으면 뇌는 정상적으로 발달할 수 없다.

알려진 예로, 1960년대에 루마니아에서 피임과 낙태 금지법으로 인해 수십만 명의 아이들이 고아원에서 자라게 되었다. 이곳에서 자란 아이들은 정상적인 애착을 받지 못했으며, 상호작용을 하지 못한 채 자라게 되었다. 나중에 정상적인 가정에 입양되어 자라더라도 언어를 사용하는 데 장애가 있으며, 성인이 되어서는 대부분 자폐, 주의력 결핍 과잉행동 장애 등의 문제를 가지고 있었다.

어릴 때부터 뇌는 사회적인 판단을 한다. 한 살 미만의 아이들도 누가 신뢰할 만하고, 누가 그렇지 않은지를 탐지하는 본능이 있다.

또한 성장 과정에서는 점차 미묘하고 복잡한 판단을 하게 된다. 그래서 어린 시절의 병적인 양육 환경이나 사회적인 박탈감을 경험했을 때는 감정적인 영역이 단순히 발달할 뿐만 아니라 판단 능력, 기억력에도 영향을 미칠 수 있다. 즉, 어린 시기에 스트레스, 학대, 사회적인 박탈감을 지속적으로 경험한다면 기억력에 중요한 역할을 하는 해마가 퇴화되는 것은 물론 편도체가 손상된다.

동물실험에서도 이를 확인해 볼 수 있다.

한 연구에서 원숭이 새끼가 태어나자마자 엄마 원숭이와 분리한 뒤 30일간은 보육 시설에서 키웠다. 이 시기에 2~3마리의 또래 원숭이와 같이 있게 했다. 또래 무리에 섞여 자란 원숭이들은 자신의 엄마로부터 보호받고 자란 원숭이와 같은 종류의 차이가 있었다.

손가락 빨기 등과 같은 자기몰입형의 행동이 많고, 산만하며 소심했다. 또한 두려움을 잘 타고, 감정 기복이 심했다. 그리고 분리해 놓은 것에 대해 심하게 저항했으며, 성장한 뒤에는 자기의 새끼를 돌보지 않고 배척했다. 더욱이 문제해결 능력에 있어서 경직성 등을 보였다. 그뿐만 아니라 사회성 행동도 자신의 엄마에 의해 양육된 원숭이에 비해서 조직화되지 않고, 조절되지 않은 혼란

성장 환경에 따른 원숭이의 변화

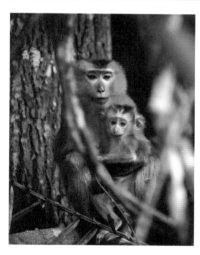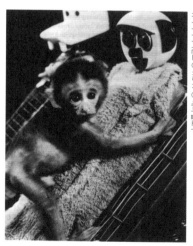

다른 원숭이들과 상호작용을 하지 않고 혼자 자란 원숭이는 전두엽이 기능하는 조절 능력이 떨어져 있고, 혼란스러운 모습을 보인다.

스러운 모습을 보였다.

이렇듯 주어진 환경에서 주변 사람들과 어떠한 관계를 맺느냐에 따라 우리의 뇌에 미치는 영향력은 많은 차이가 있다.

관계의 힘

"발기부전치료제가 치매를 예방하는 데 효과가 있다!"

한 연구에서 위와 같은 가설이 제기된 적이 있다. 이에 대한 반응은 그야말로 뜨거웠다.

연구 과정을 들여다보면 미국인 700만 명가량의 진료기록을 분석한 결과, 비아그라를 복용한 사람은 그렇지 않은 사람보다 알츠하이머 치매가 발병할 위험이 69% 낮게 나왔다. 더욱이 고혈압이나 당뇨병 치료제를 복용하는 그룹보다도 55~63% 낮았다.

아무래도 이성에 대한 관심, 포괄적으로는 관계에 관심이 있는 사람이 발기부전치료제를 복용할 비율이 높을 것이다. **원만한 부부관계를 위해 약의 힘을 빌려서라도 노력한다면, 뇌 건강에 긍정적인 영향을 미치는 면이 분명하다.**

뇌 건강을 위해 관계가 중요한 이유에 관해 살펴보자.

첫째, **사회적 관계에서 오는 유대감이나 친밀감에서 오는 도파민과 옥시토신 덕분이다.** 영국에서 50~89세 남녀 6,800명을 대상으로 인지능력을 조사했다. 그 결과, 성생활을 정기적으로 하는 사람에

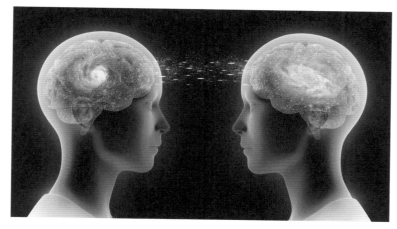

관계에 관심이 있는 사람은 건강과 여가 활동에도 적극적이다.

게서 단어 회상 능력 등 뇌 기능이 최대 23% 향상됐다.

둘째, 성관계는 친밀감뿐 아니라 정서적으로도 안정감을 주어 우울감을 개선하는 데 도움이 된다. 뇌에서 엔도르핀이 분비되기 때문이다.

셋째, 세포 내 산소량을 늘려 혈관을 건강하게 유지하는 효과가 있다. 실제로, 영국 브리스톨대학교의 한 연구 결과, 성생활을 정기적으로 하는 사람은 심근경색과 뇌졸중 발생률이 그렇지 않은 사람에 비해 절반 이하로 낮았다. 성생활이 혈액순환을 촉진하는데, 이때 뇌에 가는 혈류량도 증가하기 때문으로 추정된다.

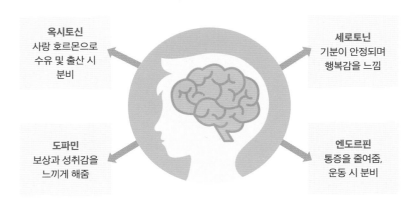

관계 시 뇌에서는 옥시토신, 세로토닌, 도파민, 엔도르핀 등이 분비되어 뇌를 건강하게 지켜준다.

넷째, 규칙적인 성생활은 음경이 퇴화되는 것을 늦춰 발기부전을 예방한다. 더욱이 남성호르몬의 분비를 촉진하며, 고환이 위축되는 것을 예방한다. 특히 남녀 모두 뇌를 자극해 노화와 치매, 건망증 등의 진행을 억제하는 효과가 있다.

한편, 성관계의 횟수와 수명은 정비례한다. 많이 할수록 오래 산다는 것이 현대의학의 견해다. '부부관계를 즐길 체력이 있다는 것은 건강하다는 것'이고, 건강하면 오래 사는 게 당연하다.

하지만 은둔형 외톨이 문제는 사회적인 관계를 파괴하는 시대적인 문제로 떠오르고 있다.

얼마 전, 아베 신조 전 일본 총리를 살해한 범인의 배경과 관련해 일본 사회의 뿌리 깊은 문제인 히키코모리(은둔형 외톨이)가 재조명되었다.

히키코모리는 일본의 정신건강의학과 의사인 사이토 다마키가 2003년에 처음으로 일본 언론에 소개했다. 이는 질병이나 장애가 아니며, 다양한 심리적·사회적 요인으로부터 비롯된 상태로 본다. 중장년층 히키코모리 중에는 젊을 때부터 방에서 나오지 않으면서 나이를 먹은 경우도 있지만, 사회생활을 하면서 직장이나 인간

은둔형 외톨이

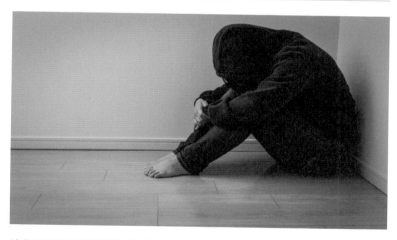

히키코모리란 은둔형 외톨이라는 일본의 신조어로, 사회생활을 극도로 멀리하고, 방이나 집 등 특정 공간에서 나가지 못하거나 나가지 않는 사람과 그러한 현상을 모두 일컫는다.

관계 또는 질병 등으로 인해 어려움을 겪다가 사회적 부적응자가 된 경우도 있다.

우리나라에서는 '은둔형 외톨이'라는 단어가 더 많이 사용된다. 한 보고서에 따르면, 우리나라에 은둔형 외톨이는 50만 명 이상 존재하는 것으로 추정된다. 물론 사회적인 접촉을 거부하는 이유는 다양하고, 삶의 방향이나 사회적인 배경도 개별적이다.

하지만 최근 과학자들의 다양한 연구를 보면, 히키코모리나 왕따 같은 사회적 고립이 뇌를 바꾼다는 충격적인 결과를 확인할 수 있다.

미국 캘리포니아공과대학교(칼텍) 생물학 및 생명공학부, 하워드휴즈의학연구소 공동연구팀이 발표한 연구를 살펴보면, 사회적 고립이 뇌를 파괴한다는 놀라운 사실을 확인할 수 있다. 사회적 고립이 뇌에 감정과 행동에 관여하는 유전자와 단백질을 과다하게 만들어 공격성을 증가시킨다는 것이다. 이로써 감정적 반응속도까지 늦춰 공감 능력을 떨어뜨린다고 한다.

생쥐들을 둘로 나눈 뒤 한쪽은 우리 안에서 여러 마리가 함께 생활하도록 하고, 다른 한쪽은 우리에 한 마리만 넣은 뒤 다른 생쥐들과 접촉하지 못하도록 고립시켰다.

2주가 지난 뒤 살펴보니, 여러 마리가 함께 지낸 생쥐들은 외부에서 다른 생쥐가 오더라도 잘 어울렸지만, 고립돼 생활한 생쥐는 새로운 생쥐를 공격하는 모습을 보였다.

이 생쥐들의 뇌를 조사한 결과, 홀로 생활했던 생쥐는 다른 생쥐와는 달리 편도체와 시상하부에서 만들어지는 Tac2 유전자와 NkB라는 단백질의 양이 급증했다. 이들 유전자와 단백질을 억제하면, 고립됐던 생쥐도 공격성이 줄어 일반 생쥐들과 비슷해지는 성향을 보였다.

그렇다면 외롭거나 사회적으로 고립되어 있는 사람들의 뇌는 어떤 변화를 겪을까? 사회적 고립과 치매 발생 간에 상관관계를 파악하기 위해 영국 바이오뱅크UK Biobank에 등록된 46만 2,619명의 의료정보를 기반으로, 인지기능 평가 및 MRI 영상을 분석한 연구가 있다.

쥐 실험을 통한 사회적 고립 측정

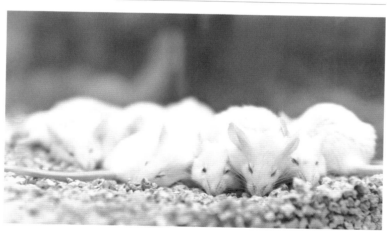

고립된 생쥐는 편도체와 시상하부의 이상단백질이 쌓이며, 다른 쥐를 공격한다.

혼자 살고, 사회적 접촉이 월 1회 미만인 사람을 사회적인 고립으로 분류했다. 이때 고립 그룹에서 치매 발병 위험비가 26% 더 높게 나왔다. 또한 고립이 심각한 노인들은 학습 또는 사고와 관련된 뇌 영역을 포함해 내측 측두엽 및 해마, 편도체, 시상 등을 포함한 뇌 구조의 부피가 더 작은 것으로 확인됐다.

이로써 **사회적 상호작용을 정기적으로 하지 않으면 언어 사용과 주의력 및 기억력과 같은 기타 인지 과정이 감소할 수 있다는 것을 확인할 수 있다.**

또한 고립은 심장마비, 뇌졸중, 만성 염증, 우울증, 불안, 스트레스, 외로움 등의 위험성도 증가시킨다. 그러므로 치매를 비롯해 뇌와 신체 건강을 위해서도 사회적인 상호작용은 매우 중요하다.

그런데 팬데믹 이후 사회생활을 어떻게 시작할까, 하고 고민하는 사람들이 많다. 팬데믹으로 인해 가족과 친구들과의 만남이 어쩔 수 없이 소원해졌다. 밖에 나가지 않고, 집 안에서 홀로 지내는 시간이 부쩍 늘어났기 때문이다. 집에서 텔레비전만 보거나, 멍하니 있는 시간이 길어지면서 두뇌를 사용하는 기회는 점차 줄어들고 있다.

가벼운 인지장애나 알츠하이머병을 앓고 있는 사람 중 60%가 코로나 19 기간에 인지 저하와 환각 증세를 경험했다고 한다.

그러므로 현재 자신이 겪는 인지적 변화가 고립의 결과라고 느껴진다면, 다른 사람들에게 다가가도록 노력해야 한다. 만약, 사회적인 상호작용이 감소함으로써 기억과 인지능력이 떨어졌다면, 사회적인 상호작용을 늘림으로써 상황이 개선될 수 있다.

13. 집에서 TV만 보는 어머니가 활동할 수 있는 곳이 있을까요?

사회복지관의 활동부터 온라인 클래스와 인지건강센터의 방문을 추천합니다.

〈온라인 클래스〉

1. MKYU

2. 인생 2막 클래스 영상 플랫폼 '인클'

'인클'은 월 9,500원의 정액으로, 플랫폼상의 강의를 무제한 시청할 수 있는 '인클패밀리'를 운영하고 있습니다. 영상 강의는 2,700여 개가 넘고, 그에 따른 강사들도 다수 등록되어 있습니다.

〈사회복지관〉

지역사회를 기반으로 일정한 시설과 전문 인력을 갖추고, 종합적인 복지서비스를 제공하는 시설을 말합니다.

이곳에서는 기능 습득을 목적으로 하는 성인사회교육사업뿐만 아니라 노인 여가, 문화, 취미 교실을 운영하며 주민을 위한 여가와 오락 프로그램을 제공합니다.

〈**치매안심센터 인지건강센터**〉

대상: 만 60세 이상의 구민으로, 센터에 등록된 자

목적: 정상, 경도인지장애, 치매 어르신 등 대상자별 기능 수준에 따라
다양한 비약물 치료 프로그램을 제공해 치매 예방 및 인지기능이 향상
됩니다.

14. 어머니가 돌아가신 후부터 아버지의 상태가 점점 악화되고 있습니다. 외로움을 달래려고 낮부터 술을 마시거나, 종일 누워만 있습니다. 그중 가장 심한 게 건망증입니다.

아버지는 이대로 치매 환자가 되는 걸까요?

배우자와의 사별은 사람이 겪는 스트레스 중에서도 가장 큰 상실의 경
험 중 하나입니다. 스트레스는 마음의 고통뿐만 아니라, 우울증과 뇌혈
관 질환의 위험을 높이게 됩니다.

사별 후 음주 습관, 스트레스와 충격으로 인한 뇌의 변화, 영양 불균
형 등이 치매로 악화되는 요인일 수 있습니다. 가족들의 적극적인 관심
과 노력이 필요합니다.

15. 65세 이후에도 일을 할 수 있을까요?

구청이나 주민센터의 사회복지팀, 노인일자리창출팀이 소소한 일자리
들을 만들고 있습니다. 또 한국노인인력개발원에서 노인 일자리 및 사

회활동지원사업 등을 통해 어르신이 활기차고 건강한 노후생활을 영위할 수 있도록 다양한 일자리 및 사회활동을 지원해 노인복지를 향상하는 데 기여하고 있습니다.

6장

좋은 감정, 나쁜 감정이란 없다.
적합한 감정만이 있을 뿐이다.
— 크리스텔 프티콜랭

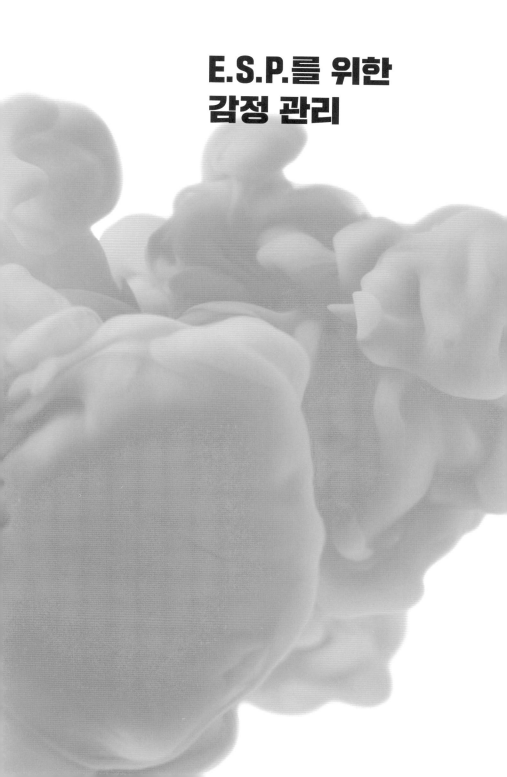

E.S.P.를 위한
감정 관리

뇌 건강 주치의 손유리와 함께하는
뇌~ 건강 퀴즈 OX ⑥

1. 몸에 이상 징후가 있어서 병원 여러 곳을 전전했으나, 검사 결과 모두 깨끗하다. 이런 경우를 꾀병이라고 한다.

   신체형 장애는 의식적인 의도가 아니라, 무의식적인 과정을 거쳐서 신체 증상이 나타난다.

2. 우울증과 불안함은 가능하면 약을 먹지 않고 의지로 잘 버텨내야 한다.

   뇌의 신경전달물질로 인한 교란은 약물치료와 인지행동치료 등으로 적극 관리해야 한다.

3. 명상은 불교에서 스님들이 하는 수련법으로, 일반인은 쉽게 하기 힘들다.

   어떠한 성취를 보겠다는 태도보다 자연스럽게 즐긴다는 마음으로 하면 어느 순간 명상은 자신의 생활 습관이 된다.

답: 1. X 2. X 3. X

스트레스는 만병의 근원이다

31세인 J씨는 제대 후 영업직 대리로 근무하고 있다. 그는 원래 조용하고 내성적인 성격으로, 공무원 준비를 하고 있었다. 그러던 중 취업사이트에서 '연봉이 높고, 승진이 빠르다'는 문구를 보고 얼떨결에 취업하게 되었다.

업무 자체가 딱히 몸을 쓰는 고된 일도 아닌데, 아침에 일어나면 또다시 하루가 시작되었다는 생각이 들어 한숨부터 나오며 두통약부터 삼키고는 한다.

모르는 사람들을 만나서 제품을 설명하고, 상대가 누구든 웃어야 하는 것도 스트레스였다. 또한 고객들의 무리한 요구를 매번 들어줘야만 했고, 수개월 동안 공들였던 일들이 곧 성사될 것 같다가도 하루 만에 무너질 때는 심한 무기력감을 느꼈다. 더욱이 밤에도 쉬지 못하고 회식 자리에 참석해야 하는 터라 너무 지쳐 있었다. 특히 실적이 부진했던 탓에 그에 따른 압박을 매번 견디

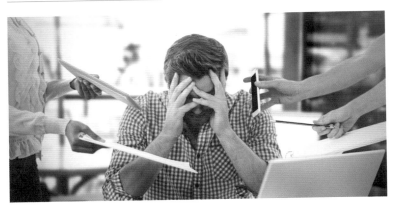

스트레스는 정신적 질환뿐만 아니라 심혈관계 질환 및 대사 질환과 같은 질환을 유발한다.

는 것이 너무나도 힘겨웠다.

그로 인해 스트레스를 많이 받았고, 급기야 폭주와 폭식으로 이어졌다. 이는 곧 습관이 되어 입사 1년 만에 체중이 20kg 넘게 증가했다. 그뿐만 아니라 코골이와 수면무호흡증마저 생겼다.

어느 날, J씨는 몸이 좀 이상하다는 것을 느꼈다. 그는 병원에서 고혈압, 고지혈증, 당뇨 전 단계라는 진단을 받았다. 또한 알코올 의존증으로 인해 발생한 수면장애와 지방간까지 더해 매일 복용하는 약이 5가지나 되었다.

스트레스stress는 신체에 가해지는 내부 및 외부의 압력에 대한 각 개인의 생리적·심리적·행동학적 반응이다. 즉, 스트레스는 '스트레스 인자stressor'로 지칭되는 위해 환경에 노출되었을 때 나타나는 일련의 반응을 총칭한다.

스트레스에 대한 반응은 다양하다. 이때 뇌는 스트레스 인자를 분석하고, 스트레스의 행동적·생리학적 반응을 매개하는 주요 조절자 역할을 한다.

시험, 결혼식, 출산 등 단기간에 조절할 수 있는 스트레스는 신체적·정신적 건강에 별다른 영향을 미치지 않는다. 그러나 장기적이며, 조절 불가능한 스트레스는 생체 내 스트레스 반응 체계를 지나치게 활성화한다. 우울 및 불안장애를 비롯한 정신적 질환과 심혈관계 및 대사 질환과 같은 스트레스 관련 질환이 증가하는 것이다.

스트레스 그리고 뇌의 변화

스트레스 반응에는 시상하부, 전두엽, 해마와 편도체를 비롯해 뇌의 매우 다양한 부위가 관여한다. 뇌의 여러 부위는 자율신경계를 통해 여러 호르몬의 분비를 변화시킨다. 특히 변연계-시상하부-뇌하수체-부신 축으로 불리는 곳과 청반-노르에피네프린 자율신경계 경로는 각성 수준을 높인다. 이는 곧 생체 징후를 조절하는 스트레스 반응의 신경생물학적 주요 담당자라고 할 수 있다.

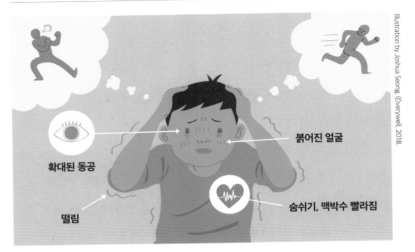

확대된 동공

떨림

붉어진 얼굴

숨쉬기, 맥박수 빨라짐

Illustration by Joshua Seong ©verywell, 2018.

스트레스 반응은 세로토닌, 노르에피네프린 경로를 활성화해 각성 상태를 유발한다. 또한 위협이 되는 상황에 대한 주의력을 높여 도망칠 수 있게 한다.

원래 자율신경 시스템에 의한 스트레스 반응은 개체의 생존에 필수적이다. 세로토닌, 노르에피네프린의 경로를 활성화해 각성 상태를 유발한다. 아울러 위협이 되는 상황에 대한 주의력을 높여 도망칠 수 있게 한다. 또한 지방과 글리코겐을 분해해 에너지를 발생시키고, 당질코르티코이드와 카테콜라민의 분비를 증가시켜 심혈관계 기능을 항진시킨다.

예를 들면, 전교생이 모인 강당에서 갑자기 호명되어 발표를 해야 하는 상황을 생각해보자. 마치 맹수 앞의 토끼처럼 공포에 휩

싸인 내 몸은 스트레스에 따른 신체적인 반응을 맹렬히 나타낼 것이다. 하지만 생존에 일시적으로 필요한 스트레스인데, 그런 반응이 매일 지속된다고 하면 어떻게 될까?

첫째, 대사 질환이 발생한다. 스트레스로 인해 비상사태가 되면 몸은 생존에 필요한 중요한 것만 처리하게 되므로, 신체는 곤란한 문제에 처하게 된다. 당질코르티코이드와 카테콜라민에 의해 몸에 필요한 단백질 합성을 억제하고, 근육을 위축시킨다. 또한 인슐린 감수성이 감소되어 당뇨의 위험성도 증가시키며, 고혈압·고지혈증·무월경·동맥질환 등을 일으킬 수 있다.

둘째, 기억력이 저하된다. 당질코르티코이드와 카테콜라민은 스트레스 인자와 관련된 정보에 대해서는 예민하게 반응한다. 하지만 스트레스 인자와 관련이 없는 정보에 대한 주의력과 학습 능력은 현저하게 떨어뜨린다. 그래서 스트레스를 받은 이후에 성적과 실적이 부진해지는 것이다. 스트레스는 장기적으로 뇌를 변화시킨다. 특히 해마의 신경세포에서 수상돌기 가지치기의 감소와 신경연접 말단 부위의 변성 및 신경원이 손상되며, 신경 재생을 억제한다. 이렇게 뇌에 구조적인 손상이 직접적으로 일어나며, 특정 인지기능의 장애가 나타날 수 있다.

셋째, 판단력이 저하된다. 스트레스는 이성적인 생각과 감정 사이의 균형을 방해할 수 있다. 예를 들어, 신종 코로나바이러스가 전 세계적으로 확산되며, 스트레스성 뉴스로 인해 사람들은 손세정제 및 화장지 등을 사재기했다. 그렇지 않아도 사생활에 제약을 받고 있는데, 뉴스마저 불안감을 더욱 고조시켰으므로 사람들은 올바른 판단을 하지 못했던 것이다.

넷째, 우울증 발병률이 올라간다. 만성 스트레스는 세로토닌을 포함해 기분을 조절하는 뇌의 화학물질도 궁극적으로 변화시킨다. 이로 인해 우울증 발병률이 올라간다. 특히 이에 따른 골다공증, 대사성증후군, 동맥경화, 면역력 저하, 감염성 질환, 암 등에 걸릴 확률이 높다. 이는 곧 알츠하이머 치매, 심장병의 위험인자 그 자체다.

스트레스에 따른 뇌 기능 저하

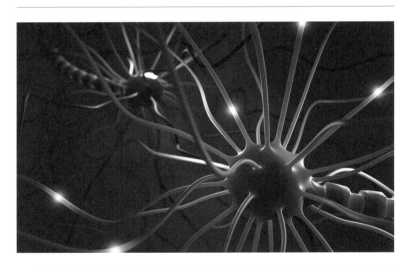

스트레스는 해마의 신경세포에서 수상돌기 가지치기의 감소, 신경연접 말단 부위의 변성, 신경원의 손상, 신경 재생의 억제 등을 야기한다.

다섯째, 수면을 방해한다. 코르티솔 수치가 상승해 수면을 방해할 수 있다.

스트레스에 대한 반응은 특정한 뇌 영역과 신경내분비회로를 매개로 해서 일어난다. 그러므로 생존을 위해 활성화되는 스트레스 시스템이 장기적으로 지속되면 건강에 부정적인 영향을 미칠 수 있고, 결국 질병을 유발할 수 있다.

"지금 내가 뇌병이라고?" (신체화장애)

"온몸이 저리고 쥐가 나는데, 유명하다는 병원을 다 찾아다녀 봐도 이상이 없다고만 해요. 정밀검사를 더 해볼 수 있을까요?"

의학적으로 이상이 없는데도 고통을 호소하는 환자들이 종종 있다. 진찰이나 검사를 한 뒤에 특별한 이상이 없는데도 불구하고 이처럼 다양한 신체적 증상을 반복적으로 호소하는 상태를 신체화장애라고 한다. 피로·발진·통증·소화불량 등과 같이 주관적이고 산발적으로 나타날 수 있는 증상이 6개월 이상 지속되고, 반복적으로 나타난다. 하지만 기능에는 이상을 보이지 않는 것이 **신체화장애**의 특징이다.

신체화장애는 감정적인 스트레스가 원인이 되기도 한다. 그러나 불안증후군, 성격장애, 정신 질환 등을 동반하는 경우도 있다.

신체화장애를 겪는 사람들은 주로 다음과 같은 증상들을 호소한다.

- 호흡이 가빠지거나 어려워진다.
- 갑자기 아찔하거나 현기증이 나고 쓰러질 것 같다.
- 심장이 빨리 뛰거나 두근거리고, 심장이 멎을 것 같다.
- 손발이나 몸이 떨린다.
- 땀이 많이 나고, 진땀을 흘린다.
- 숨이 막히거나 질식할 것 같다.
- 속이 메스껍고 불편하며, 토할 것 같다.
- 주변 사물이 이상하게 보이거나, 현실같이 보이지 않는다.
- 내가 어디 있는지 모르거나, 나 자신이 아닌 것 같다.
- 손발이 저리거나, 무감각한 느낌이 든다.
- 몸이 화끈거리거나, 오한이 드는 것 같다.
- 가슴에 통증이 있거나, 답답하며 불편하다.
- 죽을 것 같거나, 무슨 나쁜 일이 일어날 것 같은 공포감에 휩싸인다.
- 자제력을 잃을 것 같거나, 미칠 것 같은 느낌이 든다.

신체화장애가 심하면 다양한 불안감 때문에 여러 진료과를 전전하면서 각종 검사를 반복하게 된다. 하지만 결국은 심리적인 원인임을 스스로 인식하고, 정신과적인 치료에 동참하는 것이 중요하다.

이를 위해서는 한 의사로부터 계속적이고, 규칙적이며, 일관된 치료를 받는 것이 더욱 효과적이다. 항우울제 및 항불안제 등의 약물치료로 증상 자체에 상당한 효과를 볼 수 있다. 또한 문제를 근본적으로 해결하기 위해서는 면담치료 등 전문적인 치료가 필요하다.

"다 때려치우고 싶다!" (번아웃증후군)

40대 후반인 P는 아침이 되면 한숨을 쉬며 일어난다. 그가 운영하는 식당 앞에는 오픈 전부터 손님들이 줄을 서서 기다리고 있다. 가장의 역할에 충실하기 위해 출근은 하지만, 마음 같아서는 딱 한 달만 문을 닫고 쉬고 싶다.

가끔 까다로운 요청을 하는 손님에게는 짜증이 난다. 더욱이 악플을 보면 가슴이 두근거린다. 2년 전부터는 우울증약과 안정제를 먹지 않으면 하루를 버틸 수 없다. 사장인데 도망치고 싶다. 처음에는 의욕적으로 운영했던 사업인데, 장사도 꽤 잘되는데, 내가 왜 이럴까?

번 아웃! '모두 불타서 없어진다'는 명칭에서 알 수 있듯이, 일에 지나치게 몰두하던 사람이 어느 시점부터 갑자기 극도의 피로감을 느끼며 무기력해지는 것을 의미한다.

이들은 만성적인 에너지 고갈과 직무에 대한 부정적인 감정 혹은 냉소를 보이고, 일에서 능률 저하를 보이는 것이 특징이다. 누군가에게 인정을 받고 싶은 과도한 욕구 때문에 처음에는 마치 일에 중독된 것처럼 헌신한다. 그러다가 시간이 지나면 가볍게는 슬럼프, 심한 경우에는 우울증까지 발생한다. 결국 업무 불만족, 생산성 저하, 이직 등의 문제로 연결된다.

소진(번아웃)증후군은 다양한 신체적인 증상을 동반하며, 정신 건강에도 문제를 일으킨다. 대사증후군, 만성피로, 근육통, 두통 등의 여러 증상이 나타난다. 또 아드레날린이 증가하며 혈압 증가와 같은 교감신경 항진 및 부교감신경이 저하된다.

이럴 때는 우선, 일을 재정립하도록 하자. '업무를 완벽하게 해내지 못하면 제대로 된 사람으로 인정받지 못할 거야', '이번 일을 제대로 하지 않으면 재앙이 닥칠 거야' 등 자신을 몰아세우는 인지적인 왜곡이 있을 때는 이를 바로잡는 노력이 필요하다. ▲ 근무처에 내가 없으면 안 되는가? ▲ 휴일에 쉬면 고용이 불안정해질 위험이 얼마나 있는가? ▲ 내 인생에서 일과 가족의 가치를 얼마나 두고 있는가를 생각해보자.

다음으로, 스트레스를 견디기 위해 음주, 흡연, 폭식 등 잘못된 습관을 들이지 않도록 하자. 중독의 위험이 있는 행동들은 우울이나 불면, 소진을 오히려 악화시킬 수 있다. 따라서 운동이나 주변 사람들과 즐거운 시간 보내기 같은 순기능적인 직무 스트레스 대처법을 실천하도록 하자.

"이거 봐라. 지금 나 건드렸어?" (분노조절장애)

최근 '보복 운전'이나 '묻지 마 폭행'과 같이 분노 조절 문제와 관련한 사건이 발생하면, "분노조절장애"라고 말하고는 한다.

분노를 느끼게 되면 사고 및 판단 능력이 마비된다. 그러므로 '다혈질이다' 혹은 '욱한다'로 표현하듯, 행동에 따른 결과는 생각하지 않고 자신의 분노를 강렬하게 표출하는 것이다.

하지만 분노조절장애는 공식적인 진단이 아니다. 우리 사회가 인식하는 분노조절장애는 분노를 통제하기 못한 상태에서 일어나는 모든 사건을 일컫는 경우가 있다. 공식적인 명칭은 **간헐적 폭발장애**다.

간헐적 폭발장애는 다음과 같은 특징을 보인다.

1. 언어의 공격성, 분노 및 발작, 장황한 비난, 논쟁이나 언어적인 다툼
2. 재산 피해나 파괴, 동물이나 다른 사람에게 상해를 입힐 수 있는 신체적인 폭행을 포함하는 폭발적인 행동

간헐적 폭발장애는 어린 시절에 겪은 정서적인 외상이 있는 경

우, 호르몬의 이상, 뇌 영역의 기능적인 이상, 외상에 지속적인 노출과 같은 환경적인 측면이 복합적으로 작용하며 발병할 가능성이 높다.

분노와 관련된 감정을 이성적으로 제어할 수 없어 공격 충동이 억제되지 않으면 파괴적인 행동을 저지르게 된다. 이는 대인관계에서 심각한 상황은 물론 법적인 문제를 야기할 수도 있다. 분노를 표출한 후 일시적으로 죄책감과 부끄러움의 감정을 보일 수 있다. 그러나 공감 능력이 부족하고, 윤리적인 발달 정도가 낮은 사람들은 이마저도 느끼지 못한다. 그러면서 자신의 분노는 정당하다고 주장한다.

따라서 분노 문제를 해결하기 위해서는 가장 먼저 원인을 탐색해야 한다. 분노의 감정뿐만 아니라, 분노를 표출하는 데 있어 부정적인 믿음과 사고방식, 분노를 유발하는 특정 상황 유무 등에 대한 관찰이 필요하다. 만일, 원인 질환이 있다면 치료가 필요하다. 반면, 충동성에만 기인한 문제일 경우에는 적절한 대처 방식을 습득해야 한다. 이때 가족들의 관심이 필수적이다. 가족에게 경제적·신체적·심리적(학대와 좌절, 신뢰의 문제)으로 다양한 영향을 미쳤을 수 있지만, 문제를 해결하기 위해서는 가족의 도움이 반드시 필요하다.

마음이 아프면 몸을 살펴봐라

마음과 몸은 서로 다른 것인가, 아니면 하나일까?

"감정은 몸에 영향을 준다"라는 말이면 앞선 질문에 대한 해답이 될 것이다.

몸과 마음의 상호작용에 대한 쉬운 예로, 몸이 좋아질 것이라는 기대감만으로 몸이 정말 좋아지는 긍정적인 결과를 내는 플라시보 효과placebo effect가 있다. 반대로, 몸이 나빠질 것이라는 생각만으로 몸이 실제로 안 좋아지는 부정적인 결과를 내는 노시보 효과nocebo effect도 있다. 이 두 현상 모두 감정으로 인해 신체의 변화가 발생한다는 것을 뜻한다. 그러므로 우리는 늘 몸과 함께 마음을 들여다봐야 한다.

감정 관리는 통증을 치료하는 데 필수적이다. 통증은 질병, 외상, 스트레스 등에 노출되었을 때 주로 나타나게 된다. 그것은 몸에 비정상적인 문제가 발생했거나, 외부의 조건이 나쁘게 변했거나, 인체에 위해를 초래할 수 있는 외부의 공격이 있다는 것을 알려주는 일종의 경고 반응이다. 따라서 감각은 이러한 자극 상황을 피함으로써 생존하고자 하는 본능이라고 할 수 있다.

자극과 손상은 몸 전체에 퍼져 있는 특수한 통증 수용체에서 감지되기 시작한다. 이러한 통증 수용체들은 통증 신호를 전기 충격으로 변환한 뒤 신경을 따라 척수로 전달해 뇌에까지 이 신호를 전달한다. 통증의 전달 경로는 이러한 상행 경로도 있고, 하행 경

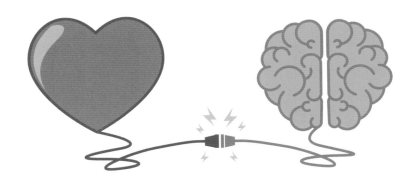

마음이 아플 때 몸을 살펴보자.

로를 통해 통증을 줄여주는 보호 기능을 나타낸다. 여기에 관여하는 신경전달물질이 세로토닌, 노르에피네프린이다.

때때로 통증 신호는 반사 반응을 유발한다. 통증 신호가 척수에 도달하면, 이 신호는 운동신경을 따라 뇌의 명령을 받지 않고도 수축된다. 예를 들면, 우리 몸이 매우 뜨거운 어떤 물체에 무심코 닿을 때 우리는 그 물체에서 즉시 몸을 떼는 반응을 보이게 된다.

그런데 통증은 우울증을 유발하기도 한다. 반대로, 우울증이 있으면 작은 손상인데도 불구하고 통증을 더욱 잘 느끼게 된다. 우울증 환자의 69%는 의학적으로 설명되지 않는 통증을 호소한다고 한다. 또한 만성 통증을 호소하는 환자에서 우울증이 자주 동반된다고 알려져 있다. 이는 통증 경로와 우울증과 관련된 신경 경로가 일부 공유하고 있기 때문이다. 그래서 경로에 문제가 생기면 통증과 우울증이 동시에 발생한다고 알려져 있다.

또한 우울증과 관련이 있다고 알려진 신경전달물질인 세로토닌과 노르에피네프린이 통증을 조절하는 데 중요한 역할을 한다. 그러므로 기분 장애에 의해 통증 전달이 변할 수 있다.

통증이 발생하면 몸에서는 내인성 오피오이드opioid라는 마약성 물질이 생산되어 통증을 경감시키는 역할을 한다. 누구는 잘 참고,

통증은 본능적인 감각

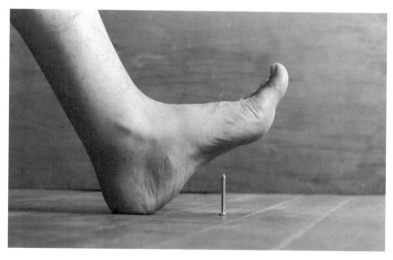

뾰족한 물체에 찔려도 통증을 느낄 수 없다면 신체에 손상이 가해질 것이다.

누구는 통증을 더욱 잘 느끼는 이유가 내인성 오피오이드의 개인 차이, 즉 엔도르핀의 기능에 달려 있다. 따라서 이러한 기능이 저하되었다면 통증을 더 많이 느낄 수밖에 없다.

그래서 통증을 치료할 때는 우울증이나 불안 치료와 같은 감정 조절이 필요하다. 그 이유는 첫째, 통증 자체를 줄인다. 세로토닌, 노르에피네프린의 활성을 높임으로써 통증 억제 신호를 강화할 수 있다. 둘째, 통증이 있더라도 일상생활이 가능하도록 적응할 수 있다. 만성 통증은 통증과 함께 우울증과 불면증이 생기게 되고, 뇌 기능의 저하로 이어진다. 그러므로 이에 대한 치료를 병행해야 한다.

한편, 우울증은 멀쩡한 기억력도 떨어뜨리고는 한다. 가성 치매라는 것은 인지능력이 실제로 저하되지는 않는다. 하지만 노인성 우울증으로 인해 얼핏 치매처럼 보인다. 노인들한테 우울증은 아주 흔한데, 그중 15%에서는 가성 치매가 동시에 발병한다고 한다.

우울한 감정이 사라지면 인지기능장애가 없어진다고 하지만, 항상 그렇지 않다는 것이 문제다. 우울증이 다소 나아져도 일부 인지기능의 장애는 계속되는 경우가 많다. 즉, 우울증 자체가 치매의 독립적인 위험 요소다. 우울증으로 진단받은 환자들을 장기간 관찰해보면 우울증이 지속되는 동안 인지 저하가 발생할 수 있기 때문이다.

그러므로 50대 후반부터는 본인의 판단에 대한 의구심을 수시로 가져봐야 한다. 자칫하다가는 그간 일궈놓은 재산뿐만 아니라 건강도 잃을 수 있기 때문이다. 나이가 들면 판단력의 중추인 전두엽의 기능이 떨어지고, 위험에 대한 인지나 감정에 대한 이해와 반응이 떨어질 수 있다. 그래서 겉으로 드러난 모습의 이면과 의도를 파악하지 못할 수 있다.

특히 뇌섬엽에 심한 손상을 입은 사람들은 주변 환경과 거의 단절되어 있는 것처럼 공감 능력이 떨어지거나, 무관심한 모습을 보이는 것으로 알려져 있다. 판단력이 떨어졌다는 것은 보상이 개입된 상황에서 뭔가 착각하고 있다는 경고 신호를 알아차리는 능력이 쇠퇴한다는 것을 말한다.

뇌졸중, 나는 다른 사람이 되었다

"친구들은 회사에서 중역이 되어 있는데, 나는 제대로 걷지도 못하니 답답하고…. 쓸모없는 인간이 되어 버린 것 같아요."

"이 몸뚱아리로 밥숟가락 뜨기도 힘든데, 여생을 어찌 보내야 할지 모르겠어요."

"이곳저곳이 아파서 우울하고, 잠도 못 자요."

"매일매일 피곤하고, 아침에 눈 떠 자리에서 일어나기가 힘들어요."

뇌 신경전달물질의 조절에 의해 감정이 발생된다는 것을 이해

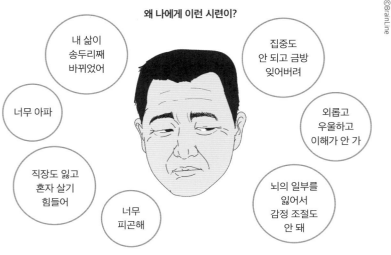

뇌졸중이 발생했을 때 우울, 불안, 무기력감 등의 감정이 발생한다.

했다면, 뇌졸중이나 치매 등 뇌의 기질적인 문제가 발생했을 때 우울·불안·무기력함이 따라올 수 있다는 것을 충분히 예측할 수 있을 것이다. 식욕 저하, 수면장애, 피로 등의 증상들이 뇌졸중에 의해 발생할 수도 있다. 물론 뇌졸중 이후 이차적으로 발생한 우울증에 의한 증상일 수도 있다.

그럼, 아래 제시된 체크리스트를 통해 우울증 여부를 스스로 판단해보자.

1. 하루의 대부분 그리고 거의 매일 지속되는 우울한 기분

2. 일상 활동의 흥미나 즐거움이 하루의 대부분 그리고 거의 매일 뚜렷하게 저하됨

3. 체중 조절을 하고 있지 않은 상태에서 의미 있는 체중 감소나 체중 증가, 매일 나타나는 식욕 감소나 증가

4. 거의 매일 나타나는 불면이나 과다 수면

5. 거의 매일 피로나 활력 상실

6. 무가치감 또는 과도하거나 부적절한 죄책감을 느낌

7. 사고력이나 집중력의 감소 또는 우유부단함

8. 죽음에 대한 반복적인 생각, 구체적인 계획 없이 반복되는 자살 사고 또는 자살 시도나 수행에 대한 구체적인 계획

우울증 체크리스트를 통해 점검한 결과, 당신에게 5가지 이상 항목이 2주 이상 지속적으로 나타난다면 전문가와 반드시 상의해야 한다.

뇌졸중 환자의 3분의 1은 우울증 증세를 보일 정도로, 뇌 병변으로 인한 감정 변화 중 가장 흔한 것이 우울증이라고 알려져 있

다. 그 외에 불안감, 무감동, 조증, 감정조절장애, 정신장애 현상도 드물지 않다.

그렇다면 뇌졸중 이후 우울증이 발생하는 이유는 뭘까.

뇌의 손상된 병변 위치에 따라 감정 변화는 많은 영향을 받는데, 뇌병변의 위치가 좌측 전두엽일 경우에 우울증이 잘 발생한다고 알려져 있다. 반대로, 우측 뇌에 손상이 있으면 조증이나 감정기복의 장애가 발생할 수 있다. 이외에 뇌졸중이 발생하기 이전의 우울증 성향도 영향을 끼칠 수 있고, 발병 후에 혼자 살거나 기관에서 지내는 상황들이 모두 우울증에 영향을 준다. 그리고 뇌가 손상된 이후 아드레날린, 세로토닌 등의 신경전달물질의 변화에 의한 감정 변화도 원인이 된다.

또한 우울증은 신체적인 증상을 포함하고 있다. 식욕 및 성욕 저하, 수면장애, 피로 등이 우울증의 대표적인 증상이다. 그러다 보니 우울증에 의한 증상인지, 뇌졸중의 증상인지 가족들은 알기가 힘들다. 그래도 많은 관심을 기울이고 침착하게 대응하며, 빨리 회복할 수 있기를 기다려야 한다.

"왜, 장례식장에서 웃음이 나오는 걸까?"

뇌졸중 이후 감정조절장애가 되는 경우도 종종 있다. 영화 〈조커〉에서 주인공은 조절되지 않는 웃음을 자주 보인다. 버스에서의 장면 중 갑자기 웃음을 터져 나오는 것을 주체할 수 없는데, 이러한 감정실금의 원인은 어릴 때 학대로 인해 뇌가 손상을 입었을

뇌질환 이후 발생하는 감정실금

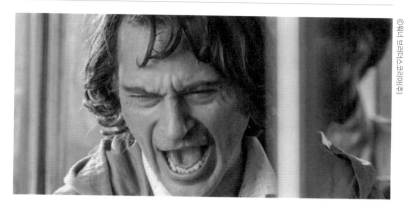

뇌 손상으로 인해 감정실금이 발생할 수 있다. 배우 호아킨 피닉스는 영화 〈조커〉에서 적절하지 못한 순간에 미친 듯이 웃는 신경질환으로 인해 오해받는 아서 플렉 역을 맡아 연기했다.

가능성을 암시한다.

이처럼 뇌질환 이후 우울증만큼 흔한 증상이 감정실금이다. 통계에 따르면, 뇌졸중을 겪은 사람의 약 10% 이상에서 감정조절장애를 보인다고 한다.

감정실금은 감정 조절 기능장애의 일종으로, 감정을 스스로 통제할 수 없는 증상이다. 장례식장에서 웃음보가 터져 나온다든지, 자그마한 일에 울음이 터지는 것처럼 상황에 맞지 않은 감정을 표현한다. 즉, 본인의 의도와는 다르게 나타나는 감정으로, 사회적으로 고립되거나 극심한 우울감에 빠지는 경우가 많다.

감정실금은 뇌의 전전두엽에서부터 상부 뇌간의 웃음이나 울음

센터로 향하는 조절작용에 문제가 생겨 탈억제 혹은 방출로 인해 발생한다. 따라서 신경전달물질 호르몬인 세로토닌의 분비량을 늘리는 약을 복용하면 경과가 비교적 좋은 편이다.

명상이 뇌에 미치는 영향

명상Meditation과 의학Medicine의 어간은 'medi-'로 모두 같다. 이는 라틴어 메디켈루스medikelus에서 파생된 말로, '치료하다'라는 의미가 있다. 어원을 살펴보면 명상은 수련과 정신 작용으로서 괴로움을 치료하고, 의학은 약물을 이용해서 괴로움을 치료한다고 이해하면 된다.

명상은 의식, 주의, 지각, 정서, 자율신경계 등의 변화를 포함하는 복잡한 정신 작용이다. 자신의 마음에 귀를 기울여 높은 수준의 자각을 이룸과 동시에 내면의 평안에 도달하게 해준다. 장소와 시간에 구애받지 않고 명상을 할 수 있다는 장점이 있으며, 현재 일어나고 있는 일 속에서도 평안과 평화를 느낄 수 있게 해준다.

티베트의 정신적 지도자 달라이라마는 뇌과학자들과의 연구 모임을 만들어, 불교 선승들을 대상으로 명상할 때 나타나는 정신 현상의 생물학적 기반에 대한 연구를 시작했다. 『달라이라마, 마음이 뇌에게 묻다』라는 책에서 정서와 사고, 인지 활동 등 소위 마음이라고 부르는 것이 뇌에서 형성된다고 하더라도, 마음이 뇌에 다시 영향을 미쳐 뇌의 물질적인 변화를 일으킨다는 과학적인 증거들도 제시했다.

그렇다면 명상이 어떠한 원리로 뇌를 활성화하고, 감정을 관리하는 데 영향을 미치는 걸까.

첫째, 뇌 구조를 바꾼다.

미국 오리건대학교 마이클 포스너 교수팀은, 4주 동안 명상을 한 사람들은 앞쪽 대상회피질의 백색질 부위가 두꺼워졌다는 것을 발표했다. 대상회피질은 자기 조절에 관여하는 영역으로서 이

명상을 통한 감정 관리

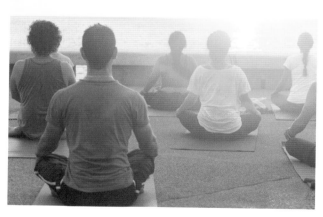

명상 가이드

명상은 수련과 정신 작용으로서 괴로움을 치료한다.

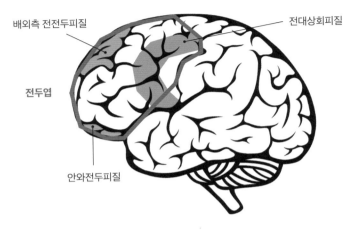

명상을 실시한 사람들은 뇌의 전두엽이 두꺼워졌다.

부분에 문제가 생기면 충동성이 커지고, 심하면 정신 질환으로 이어질 수도 있다. 또 포스너 교수팀은 내측 전전두엽, 설상엽, 쐐기앞 소엽 등에서 뇌신경 경로의 연결성이 증가되었다고 강조했다.

명상을 하면 뉴런으로 뻗어 있는 엑손(축삭)이 더 많아지고 지름이 커진다. 또 엑손을 둘러싼 미엘린도 더 두꺼워진다. 미엘린은 축삭을 보호하는 절연재로, 신경 신호가 안정되게 더 빨리 전달될 수 있다. 결국 명상을 통해 자기 조절에 관여하는 부분의 신경이 더 강화되고 안정화됨으로써 스트레스를 완화하는 결과로 이어지

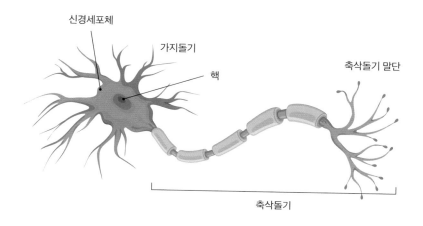

신경세포체

가지돌기

핵

축삭돌기 말단

축삭돌기

명상을 하면 뉴런으로 뻗어 있는 엑손이 더 많아지고 지름이 커진다. https://vvd.bz/bVLV

는 것이다.

둘째, 명상은 감정 처리에 영향을 준다.

명상을 한 사람들은 정서에 과민하게 반응하는 뇌 부위인 편도체의 활성에 차이가 나타난다. 혐오감을 주는 사진을 보여주고 뇌의 기능성자기공명영상fMRI을 찍어보면 오른쪽 편도체의 활성이 대조군에 비해 더 낮다. 이는 정서적으로 안정되었다는 것을 의미한다. 또한 스트레스 호르몬인 아드레날린이나 노르에피네프린 같은 신경전달물질은 감소하고, 평화의 호르몬인 엔도르핀과 도파민 그리고 세로토닌 등의 신경전달물질의 분비는 촉진된다.

셋째, 명상은 뇌의 가소성을 변화시킨다.

뇌가 생각과 활동 혹은 경험과 훈련을 통해 기능과 구조를 스스로 변경할 수 있는 것을 가소성이라고 한다. 명상은 마음의 변화를 통해 뇌파 및 뇌 구조의 변화를 가져온다. 또한 명상은 수행 후 통찰이나 직관적인 깨달음에서 나타나는 세타파, 명료한 생각이나 공감에서 일어나는 감마파의 발생을 활성화한다. 이처럼 명상은 마음을 변화시키고, 마음의 변화는 유연하고도 개방적인 뇌를 변화시켜, 심신을 치유하고 삶을 바람직한 방향으로 변화시킨다.

넷째, 명상은 몰입도과 집중력을 높여준다.

우리는 깨어 있는 동안 50% 이상의 정신 활동을 자기 자신과 관련된 산란한 공상으로 보낼 정도로 '지금 여기'의 현재에 집중하지 못한다. 그런 면에서 볼 때 명상은 자신과 관련된 반추 사고를 멈추고, 현재를 알아차림을 중요시한다.

그렇다면 명상은 어떻게 해야 하는가. 명상하는 법을 소개하고자 한다.

〈마음챙김Mindfullness〉

'지금 여기here and now'로 표현되는 명상법이다. 즉, 인간이 스트레스를 받는 원인을 과거에 대한 후회와 미래에 대한 불안, 걱정에 사로잡힌 마음에서 비롯된다는 전제하에 사람들의 마음을 지금 여기에 머무르게 하는 명상법이다.

걸을 때는 오직 걷는 행위에만, 먹을 때는 오직 먹는 데만 집중해 번뇌와 망상 없이 자신의 행위를 '있는 그대로' 알아차리는 게 '마음챙김'이다. 그러므로 일상 속에서 마음챙김 명상을 하라. 언제 어디서나 명상을 할 수 있다. 매일 명상을 하면 명상의 장점을 더욱 깊이 느낄 수 있을 것이다.

명상을 하면 마음챙김과 의식 수준이 높아지고, 스트레스가 감소되며, 더 평온하고 안정된 기분을 느낄 수 있다. 이뿐만 아니라 기억력과 집중력이 향상되고, 뇌의 많은 부분에서 회백질(뇌세포)이 증가한다.

하루 중 어떤 때라도 자신의 신체 안과 밖에서 어떤 일이 일어나고 있는지, 한 번쯤 돌아보는 연습을 해보자.

뇌 건강 주치의 손유리의 뇌~ 톡톡talk talk! ⑥

16. 허리가 아파서 검사를 했더니, 콩팥에 문제가 있다고 하네요.

연관통이라고 하는데, 통증이 발생한 부위와 건강이 악화된 부위가 다를 수도 있는 건가요?

몸의 한 부위에서 감지된 통증은 때때로 문제가 발생한 지점을 정확히 나타내지 않습니다. 통증이 우리 몸의 또 다른 부위와 연관되기 때문입니다.

연관통이 나타나는 이유는, 우리 몸의 몇몇 부위로부터 발생한 신호들이 척수 및 뇌에 있는 동일한 신경 경로를 통과하는 경우가 많기 때문입니다.

예를 들면, 심장마비로 인해 발생한 통증은 목, 턱, 팔 또는 복부에서 느껴질 수 있습니다. 그리고 담낭 발작으로 인해 발생한 통증은 어깨 뒤쪽에서 느껴질 수 있습니다.

17. 요즘 들어서 머리가 맑지 못하고, 안개가 낀 듯 뿌옇습니다. 특히 코로나에 걸린 이후로 머리가 제대로 안 돌아가는 것 같고, 버벅댑니다. 이러다가 치매가 올 것 같은 기분이 드는데요.
이것이 사람들이 말하는 브레인포그인가요?

'브레인 포그'는 해석 그대로 '안개 낀 뇌'라는 뜻인데요. 질병은 아니지만, 마치 뇌에 안개가 가득 낀 것처럼 멍한 증상, 기억력 저하, 피로감, 졸림, 우울 등이 나타나는 것을 말합니다.

대략 세 가지로 정리해보면 다음과 같습니다.

첫 번째로, (input의 문제) 혈류의 흐름이 부족하거나, 저혈당이거나, 빈혈이 있거나, 폐쇄된 공간에 있어 산소포화도가 떨어질 때 뇌 기능이 떨어지게 됩니다.

두 번째로, (action의 문제) 뇌가 활발하게 활동하는 데 있어서 방해꾼이 될 만한 음주나 복용하는 약을 체크해야 합니다. 복용하는 약 중에서도 머리를 몽롱하게 하는 약제들이 일부 있습니다.

마지막으로, (output의 문제) 뇌도 휴식이 필요합니다. 그리고 활동하면서 쌓인 노폐물이 배출되어야 하는데, 이는 수면을 통해 이루어집니다. 잠을 제대로 못 자면, 다음 날 멍하고 집중력이 떨어지는 것은 경험해보셨을 거예요. 또한 우울증이나 스트레스가 과다한 상태가 아닌지도 살펴보세요. 뇌도 쉬어줘야 합니다. 수일 쉬면서 긴장을 풀고 이완 상태가 되면, 머리가 맑아지고는 합니다.

7장

습관이 내 운명이며, 내 자신이며, 내 미래다.

— 작자 미상

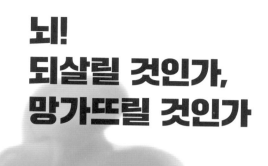

뇌!
되살릴 것인가,
망가뜨릴 것인가

뇌 건강 주치의 손유리와 함께하는
뇌~ 건강 퀴즈 OX ⑦

1. 고혈압약은 한 번 먹으면 평생 먹어야 한다.

   혈압의 변동에 따라서 줄이거나 끊을 수도 있다.

2. 당뇨는 관리를 소홀히 하면 신장, 신경, 눈, 뇌 등의 다른 장기에 합병
   증을 만든다.

3. 치아 건강은 뇌 건강과 상관없다.

   치아의 세균과 염증 자체는 뇌혈관 질환, 퇴행성 변화를 앞당긴다.

4. 혈관을 건강하게 하기 위해 기억해야 할 대표적인 혈관 숫자는 혈압
   120mmHg 미만, 혈당 100mg/dL 미만, 콜레스테롤 200mg/dL
   이하다.

올해도 목표는 금연: 흡연과 뇌의 관계

담배의 잘 알려진 성분은 니코틴이다. 그 외에도 담배에서는 약 5,000개 이상의 화학물질이 나온다고 한다. 발암물질 덩어리인 타르, 해부학 교실에서 방부제로 쓰는 포르말린, 나프탈렌, 카드뮴, 여러 가지 가스 물질 등이 있다.

흡연할 때 이러한 성분들이 모두 폐로 들어간다고 생각하면 섬뜩하지 않은가? 그럼에도 불구하고 담배를 끊기 어려운 이유는 니코틴의 중독성 때문이다.

담배를 피우면 니코틴이 혈액으로 흡수되면서 15초 이내에 뇌에 도달하게 된다. 신경전달물질 중 하나인 도파민의 경로를 활성화해 활력이 생기는 기분이 들면서 중독된다. 그런데 반감기가 두 시간이기 때문에 시간이 지나면 체내 니코틴의 농도가 떨어지면서 초조해진다. 또다시 담배를 피워야만 비로소 안정되는 악순환이 생긴다.

01. 눈
백내장, 실명(황반변성), 따가움,
과도한 눈물과 깜빡임

02. 뇌와 신경계
뇌졸중, 중독/금단증상

03. 머리카락
냄새와 탈색, 탈모

04. 코
부비동, 만성 비부비동염,
후각 손상

05. 치아
치주 질환(잇몸 질환, 치은염,
치주염), 치석, 변색

06. 구강
인후염, 미각 손상,
입 냄새, 구안지 구형

07. 귀
난청, 중이염

08. 폐
호흡기 감염: 인플루엔자, 폐렴, 결핵

09. 심장
관상동맥 질환, 죽상경화증

10. 가슴과 배
복부 대동맥류, 소화성 궤양(식도,
위장, 소장의 상부), 조기복부 기흉,
헬리코박터 파이로리균

11. 남성 생식계
발기부전 등 남성 성 기능 장애

12. 여성 생식계
조기 난소부전, 조기 폐경,
불임, 생리통, 자궁외임신

13. 피부
건선, 칙칙해짐,
주름 등 조기 노화

14. 손
말초혈관 질환, 혈액순환장애

15. 골격계
골다공증, 고관절부 골절,
허리 통증,
류머티즘성 관절염

16. 신장
신 기능 손상

17. 다리, 발
죽상동맥경화
말초혈관 질환, 냉족,
심부정맥혈전증

18. 순환계
버거씨병(동맥염증, 부정맥)

기타
• 면역계: 감염 저항력 손상,
알러지 발생 위험 증가
• 상처 회복 기능 손실,
수술 후 회복력 저하
• 당뇨병, 돌연사, 신체 기능 저하

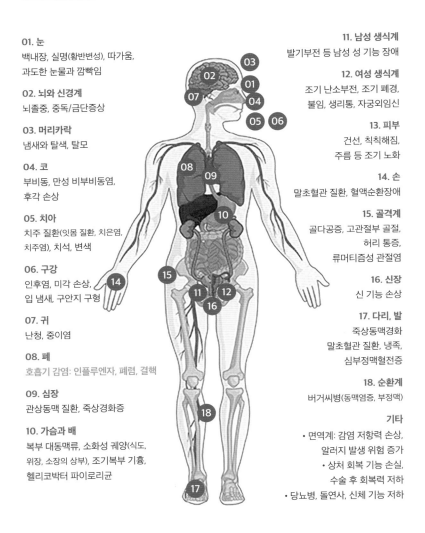

흡연은 뇌졸중, 뇌출혈, 편두통을 포함한 모든 질병의 위험을 증가시킨다.

ⓒ금연길라잡이

담배를 피우면 주의력과 집중력이 일시적으로 향상된다고 느낄 수는 있다. 그러나 뇌를 아주 잠깐 자극할 뿐이다. 한 시간 후면 다시 긴장, 짜증, 집중 곤란, 졸음, 수면장애가 생긴다. 또한 장기적으로는 뇌 혈류량을 감소시킨다.

흡연자가 비흡연자에 비해 뇌졸중에 걸릴 위험은 3배, 여성이 담배를 피우면 뇌졸중 위험이 더 높다. 45세 미만의 젊은 사람들 100명 중 45명은 흡연으로 인해 뇌졸중이 생긴다. 특히 하루에 한 갑 이상 담배를 피우면 허혈성 뇌졸중 위험은 11배, 지주막하출혈에 걸릴 위험은 4배나 높아진다.

또한 흡연 및 담배 연기는 편두통을 발생시키는데, 편두통이 있는 흡연자는 뇌졸중에 걸릴 위험이 3~4배 더 증가하는 것으로 알려져 있다. 특히 동반 질환이 있는 사람이 담배를 피우면 뇌졸중에 걸릴 위험이 곱하기 효과로 더욱 커진다. 한편, 외과 수술을 받은 후에 담배를 피우면 혈관을 수축시키기 때문에 치유가 더디고, 뼈도 잘 안 붙는다.

간접흡연의 경우도 피해는 마찬가지다. 아이가 있는 집에서 흡연자인 아버지가 밖에서 흡연 후 귀가해 깨끗이 씻고 집 안에서 흡연을 하지 않았다고 하자. 그런 경우에도 아이의 모발에서 '니코틴'이 검출된다. 이것을 3차 흡연이라고 한다.

간접흡연 역시 폐암, 심혈관계 질환, 자궁경부암 등의 원인이 된다. 심지어 아동의 지능 및 집중력 그리고 학습 능력 저하, 과잉 행동장애ADHD를 일으키거나 증상을 악화시킨다.

이처럼 흡연은 뇌를 망가뜨리는 지름길이라고 해도 과언이 아닐 만큼 흡연과 뇌의 관계는 아주 밀접하다. 그러므로 뇌 건강을 위해 담배는 피우지 않는 것이 현명한 방법이다.

건강한 노년을 위한 '청력'

내 진료실에는 목소리 증폭기가 있다. 보청기가 없는 어르신과 대화하기 위해 구비한 것이다. 소통에서 청력의 감소는 큰 걸림돌이 된다. 상대방의 말을 제대로 듣지 못하면 서로 불쾌해하거나, 의기소침해지기 쉽다. 그래서 청력 감소는 대화 자체를 겁내게 되는 주요 원인으로 꼽힌다.

또한 우울·불안감·고립감 등이 심해져 정신 건강도 나빠지며, 그나마 있던 관계도 단절되는 원인이 된다. 게다가 청력 감소는 치매와 연관된 '인지기능'에 영향을 준다. 우리는 일상에서 대화할 때 끝없이 말하고, 듣고, 생각하며 뇌를 계속 자극한다. 그런데 귀가 어두워지면 이 과정이 사라진다.

한편, 우리 몸은 듣고, 보고, 만지는 감각적 보조 장치를 통해 더 안정적으로 균형을 잡는다. 이때 귀 안에 있는 내이(달팽이관)는 청력뿐 아니라 넘어지지 않게 해주는 '평형감각'을 담당한다. 따라서 청력이 떨어지고 내이 기능이 나빠지면 평형기능도 자연스레 감소한다. 그래서 낙상으로 인한 골절 및 인지기능이 저하되어 치매 위험이 높아진다.

이렇듯 청각 세포는 한 번 손상되면 다시 회복되지 않으므로, 소음에 노출되는 것을 줄여 청력을 최대한 보존해야 한다.

"작작 좀 마셔라!": 술과 뇌의 관계

음주 습관은 빠르면 10대부터 시작된다. 그러므로 어릴 때부터 지속된 음주 습관을 자신의 의지로 바꾸기가 쉽지 않다. 이른바 혼술은 통제해줄 사람도 없고, 마무리 시간이 따로 있는 것도 아니다. 따라서 빠른 시간 안에 더 많은 양의 술을 마실 가능성이 있다.

미국의학협회지에 발표된 연구에 따르면, 코로나19가 유행한 뒤 성인의 음주 빈도가 이전보다 평균 14% 증가했다. 특히 '키친드링커'라는 용어가 생길 만큼 여성의 음주량이 더욱 증가했다고 한다.

술은 입을 통해 식도로 들어가서 5분 내에 혈중알코올농도가 상승하고, 30~90분 사이에 대농도에 도달한다. 공복 상태일 때는 그 속도가 더 빠르다.

알코올의 분해효소인 알데하이드 탈수소효소ALDH의 유전적인 특성과 기능은 사람마다 다르다. 타고난 유전자의 차이로 인해 러시아인들은 40도가 넘는 독한 보드카를 끄떡없이 마실 수 있다. 반면, ALDH에 돌연변이가 있는 약 30~40%가량의 한국인들은 소주를 한 잔 마시고도 새빨간 얼굴이 되기도 한다.

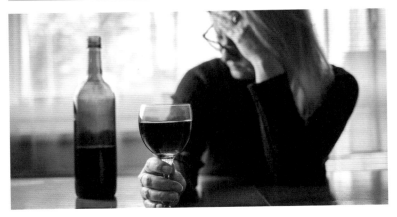

코로나 19 이후 '키친드링커'라는 용어가 생길 만큼 여성의 음주량이 두드러지게 증가했다.

알코올에서 생산된 독성이 강한 대사산물인 아세트알데하이드가 분해되지 않아 몸속을 돌아다니며 여러 조직의 세포들을 죽이거나, 손상을 입히게 된다. 술을 잘 마신다고 하더라도 효소의 대사 속도는 제한되어 있어, 술의 뇌 독성은 피할 수 없다.

술을 아무리 잘 마신다고 하더라도 간에서 알코올을 분해하는 데 걸리는 시간은 시간당 7~10g이 최대다. 따라서 술을 너무 많이 마신다면 분해되지 못한 아세트알데하이드가 몸속에 고스란히 축적된다.

알코올이 주로 간에서 분해되고 해독되기 때문에 가장 많은 손상을 입는 장기가 간으로 알려져 있다. 하지만 알코올은 몸 전체

위드마크 공식 계산 기준(스웨덴 생리학자 위드마크 고안, 음주량·체중 등을 고려해 시간에 따른 혈중알코올농도 계산 방법)

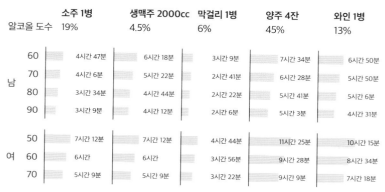

알코올 도수		소주 1병 19%	생맥주 2000cc 4.5%	막걸리 1병 6%	양주 4잔 45%	와인 1병 13%
남	60	4시간 47분	6시간 18분	3시간 9분	7시간 34분	6시간 50분
	70	4시간 6분	5시간 22분	2시간 41분	6시간 28분	5시간 50분
	80	3시간 34분	4시간 44분	2시간 22분	5시간 41분	5시간 6분
	90	3시간 9분	4시간 12분	2시간 6분	5시간 3분	4시간 31분
여	50	7시간 12분	7시간 12분	4시간 44분	11시간 25분	10시간 15분
	60	6시간	6시간	3시간 56분	9시간 28분	8시간 34분
	70	5시간 9분	5시간 9분	3시간 22분	9시간 9분	7시간 18분

체중(kg)

음주의 양과 종류에 따라 알코올 분해 시간이 다르다.

출처: 경찰청 '폴인러브' @연합뉴스

에 악영향을 끼친다.

술을 많이 마실 경우, 알코올 분해효소가 많은 산소를 먼저 사용하게 되어 간세포의 정상적인 해독 기능과 에너지 대사에 필요한 산소가 부족하게 된다. 그러면 산화독성물질들의 공격으로 인해 간세포가 쉽게 손상되고, 결국 죽게 된다. 다행스럽게도, 술을 줄이면 간경화 이상으로 간이 심각하게 손상된 사람들을 제외하고, 간은 대부분 회복되는 것으로 알려져 있다.

변연계(limbic system)
동기와 정서를 담당하는 기관으로,
충동성 및 공격성이 높아진다.
그중 해마 부위는 우리의 기억을 담당하는
기관이며, 알코올로 인해 필름 끊김
(블랙아웃, Black out) 증상이
나타나게 된다. 즉,
인간의 학습과 기억
능력에 영향을 준다.

전두엽의 기능을 저하시켜 정상
적인 학습 및 판단과 논리적인 사
고에 어려움을 주며, 집중력이 저
하되고 산만하게 된다. 또한 사소
한 일에도 통제력이 없어지며, 참
지 못하게 만든다.

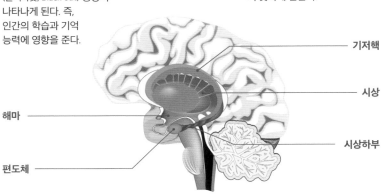

기저핵

시상

시상하부

해마

편도체

소뇌와 뇌간
비틀비틀 걷고 균형을 못 잡으며, 뇌간 기능의 저하로 인해 숨 쉬기 심박동 등
자율신경 기능에도 이상이 생김을 알 수 있다. 잠을 청하기 위해 술을 마시는 습관이 들면
자다가도 일찍 깨는 수면장애가 유발되고, 과량 섭취 시에는 뇌졸중의 발생 위험이 올라간다.

뇌 기능이 저하되면 기억력 감퇴나 행동장애, 인지장애 등이 쉽게 나타난다. 또한 평소 술을 많이
마시는 사람들은 치매나 뇌혈관 질환 등의 발생률이 훨씬 높다.

하지만 뇌는 다르다. 소량의 술에도 뇌세포는 바로 손상될 뿐
만 아니라, 회복 능력도 거의 없는 것으로 알려져 있다. 그래서 뇌
기능의 저하로 인한 기억력 감퇴나 행동장애, 인지장애 등이 쉽게

나타난다. 그러므로 평소에 술을 많이 마시는 사람들은 치매와 뇌혈관 질환 등의 발생률이 훨씬 높다.

사람과 비슷한 유전자 구조와 장기 구조를 가진 쥐를 이용한 여러 실험에서도, 술을 지속해서 먹인 쥐는 인지 및 운동 능력이 현저히 감소되는 것을 볼 수 있다. 뇌세포의 내부에서 화학적 구조가 변하면서 신경 시냅스 가소성이 저하되고, 신경세포의 기능에 전반적인 변화를 가져온다.

술을 마시면 어제 무슨 일이 있었는지, 아무것도 기억하지 못하는 사람들이 있다. 이른바 블랙아웃 현상이다.

뉴스나 신문 기사에서 사건 사고란에 각종 범죄와 연관되어 많이 등장하는 단어인 블랙아웃은 기억 손상 정도에 따라 두 종류로 나뉜다. 흔히 경험하는 블랙아웃은 부분적인 블랙아웃 또는 그레이아웃이라고 한다.

이러한 상황에 처하게 되면 술을 마신 것은 기억해도 내가 무슨 이야기를 했는지, 사람들 간의 대화 내용은 무엇이었는지, 어떻게 이동했는지 등 세세히 기억하지 못한다. 그런데 이때 뭔가 기억날 만한 힌트를 주면 잊어버린 사건을 떠올리기도 한다.

하지만 완전 블랙아웃 현상은 음주 후 수 시간을 통째로 기억하지 못하는 현상이다. 뇌에는 아예 저장되지 않았기 때문에 일어난 일들을 떠올릴 방법이 없고, 특정 단서를 주더라도 잊어버린 사건이 기억나지 않을 가능성이 높다.

미국의 알코올 남용 및 중독연구소 Aaron M. White 박사의 논

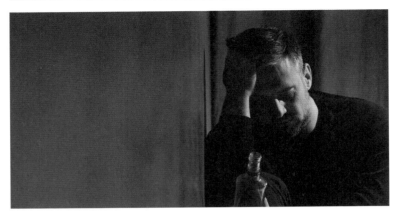

블랙아웃이란 알코올 섭취 시 발생할 수 있는 단기적인 기억상실 현상이다.

문에 의하면, 블랙아웃은 음주량도 중요하지만, 음주 속도와 더 깊은 연관이 있다.

즉, 블랙아웃은 많은 양을 빨리 마실 때 올 확률이 높다. 실제로, 10명이 음주 실험에 참여했다. 그중 5명이 음주 시작 2.5시간 만에 혈중알코올농도 0.28%가 되었는데, 이때 모두 기억장애 현상을 보였다고 한다. 나머지는 혈중알코올농도가 더 천천히 상승했는데, 평균 혈중알코올농도(0.35%)에도 불구하고 블랙아웃을 경험하지 못했다. 즉, 음주량도 중요하지만, 빠르게 마실수록 문제가 될 확률이 증가하게 되는 것이다.

술이 뇌에 전체적으로 영향을 주지만, 특히 인간의 학습이나 기억과 관련이 있는 '해마'가 세포 차원에 이르기까지 영향을 받는다는 의견이 지배적이다.

해마의 역할은 단기 기억에서 장기 기억으로 변환될 수 있도록 정보를 전송하는 것이다. 그런데 알코올은 이 과정이 제대로 이루어지지 않게 한다. 또한 과음했을 때 판단력의 중추인 양측 전두엽과 후측 두정엽으로 가는 혈류량이 부족해진다는 보고도 있다.

블랙아웃을 예방하려면 다음과 같은 사항을 유념하자.

첫째, 음주 속도를 조절하며 폭음을 자제하자.
둘째, 술을 마시기 전과 마시는 중에 식사를 충분히 한다.
셋째, 과음 후 3일 정도는 음주를 자제한다.

한편, 블랙아웃을 경험했더라도 몸은 대부분 회복되겠지만, 단 한 번의 블랙아웃도 뇌에는 치명적일 수 있다는 것을 꼭 명심해야 한다. 치매의 10%는 바로 술 때문이다. 알코올성 치매는 30~40대에도 발병한다. 초기 증상이 블랙아웃, 단기기억상실증 그리고 폭력적인 성향일 수 있다.

다음 그림의 알코올의 분자식을 보면, 언뜻 개를 닮은 모양이다. 하지만 술은 마셔도 분자식 모양과 비슷해질 필요는 없다. 음주의 유혹을 이겨내서 뇌를 잘 지키도록 하자.

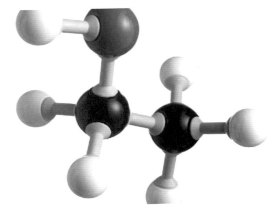

알코올의 분자식을 보면 그 모양이 마치 개를 닮았다.

씹어야 제맛이라는데? 치아 건강 지키기

건강관리에서 빠뜨리면 안 되는 것이 치아 건강이다. 구강 건강이 좋지 않으면 뇌 기능이 나빠질 수 있다. 특히 나이가 들어 치아가 많이 빠지면 치매의 위험이 높아진다는 많은 연구가 있다.

그 이유는 다음과 같다.

첫째, 치아가 없으면 영양 섭취가 충분히 이뤄지지 않으며, 뇌에 영양이 잘 공급되지 않아 뇌 기능이 떨어질 수 있다.

둘째, 구강은 감각 신경이 발달한 부위로, 씹기를 통해 뇌 기능이 활성화된다. 치아 속 치근세포의 신경 신호가 얼굴의 삼차 신경절을 통해 해마와 전두엽 피질에 자극을 줘 뇌 기능을 높이는 것이다. 따라서 치아가 없으면 이러한 기능이 저하되어, 신경이 퇴화하면서 치매 위험이 높아진다.

셋째, 음식을 씹으면 씹는 근육이 자극을 받아 뇌에 혈류가 증가하고, 산소가 잘 공급되면서 뇌 기능을 높인다. 다시 말해, 씹는 행위는 뇌의 운동피질도 자극한다.

넷째, 치주 질환의 원인균은 혈류나 신경을 통해 경동맥의 염증을 유발하는데, 동맥경화를 가속화하고 또 가까이 있는 뇌로 침투해 치매를 유발하기도 한다. 실제로, 알츠하이머병 환자군의 뇌에서 치주염과 관련된 세균이 대조군인 정상인의 뇌보다 더 높은 빈도로 발견된다. 또한 치주 질환에 의한 면역·염증 반응 자체도 치매에 직간접적인 영향을 미칠 수 있다. 그뿐만 아니라 국소적 만성염증이 혈중의 각종 염증성 물질들(TNF-α, interleukin (IL)-1, IL-6 등)을 증가시켜 전신의 염증 반응에 영향을 미친다. 이로써 인지장애, 알츠하이머병의 발병 위험을 증가시킨다.

다섯째, 치아가 건강해 잘 씹으면 구강 내에서 타액이 분비된다. 타액은 소화작용, 항균작용, 점막보호작용, 점막수복작용 등을 한다. 그중 점막수복작용을 하는 NGF(신경성장인자)는 신경세포의 수복을 촉진하고, 뇌신경의 기능을 회복시켜 뇌가 노화되는 것을 방지한다. 그러므로 치아가 없어 제대로 씹지 못하면 타액의 분비량이 줄고, 그 결과 NGF가 줄어 뇌가 노화된다. 이는 곧 잘 씹어 타액을 많이 분비시키면 뇌가 노화되는 것을 막아 치매 위험을 줄일 수 있다는 말이다.

대사증후군? 뇌졸중 위험 4배 UP!

대기업의 부장인 50세 K는 최근 들어 허리둘레가 급격히 불어나 고민이다. 주변을 둘러보면 다 비슷한 처지인 것 같아 방심하고 있었는데, 잘 맞던 바지의 지퍼가 안 올라간다. 다리도 저려 병원을 찾았는데, 허리 디스크가 악화되었으니 치료를 받으면서 체중을 조절하라는 조언을 들었다.

회사에서 시행한 건강검진에서도 고혈압, 고지혈증으로 인해 약을 먹어야 한다. 게다가 당뇨 전 단계인 대사증후군이라고 한다.

어느 날 아침에 일어나는데 머리가 깨질 듯 아프고, 일어나서 제대로 걷기도 힘들 정도로 어지럽다.

뇌에 무슨 일이 생긴 것일까?

대사증후군이란 신진대사(대사)와 관련된 질환이 동반된다(증후군)는 의미에서 고중성지방혈증, 낮은 고밀도콜레스테롤, 고혈압 및 당뇨병을 비롯한 당대사이상 등 각종 성인병이 복부 비만과 함께 발생하는 질환을 의미한다.

위의 예시처럼 대사증후군을 예방해야 하는 이유는 죽상경화증에 의한 심혈관 질환, 뇌혈관 질환이 발생하기 때문이다. 즉, 당뇨·고혈압·이상지질혈증 등은 그 자체가 질병인 동시에 심장병이나 뇌졸중의 위험을 4배까지 증가시키고, 뇌 기능이 저하되는 주요한 원인이 된다.

대사증후군을 진단할 때 복부 비만, 중성지방, 고밀도HDL콜레스테롤, 혈압, 혈당 등 5가지가 기준이다. 다음 항목별 기준을 잘 살펴보고, 건강관리에 유념하기 바란다.

1. 허리둘레가 남성은 90cm, 여성은 80cm 이상일 경우
2. 중성지방 수치 150mg/dL 이상, HDL 수치는 남성 40mg/dL 미만, 여성 50mg/dL 미만
3. 혈압은 130/85mmHg 이상이거나 이미 고혈압 치료를 받고 있는 경우
4. 혈당은 공복혈당이 100mg/L 이상이거나 이미 혈당조절약을 투약 중인 경우

침묵의 살인자, 고혈압

혈압은 120/80, 140/90과 같이 두 가지 숫자로 나타난다. 앞에 있는 숫자는 심장이 수축해서 혈액을 내보낼 때 혈관이 받는 압력인 '수축기 혈압'을 나타내고, 뒤에 있는 숫자는 심장이 완전히 이

완되어 혈액이 심장으로 들어올 때 혈관이 받는 압력인 '이완기 혈압'을 의미한다. 성인의 수축기 혈압이 140mmHg 이상이거나 이완기 혈압이 90mmHg 이상인 경우, 고혈압이라고 한다.

뇌경색을 예방하는 데 있어서 가장 중요한 것을 꼽으라면 혈압 관리일 것이다. 고혈압은 증세가 심해지거나 문제가 생기기 전까지 대부분 증상이 전혀 나타나지 않기 때문에 '침묵의 살인자'라고도 불린다. 고혈압을 방치하면 뇌졸중, 심근경색, 신장 질환, 말초혈관 질환 등 치명적인 합병증을 유발할 수 있다.

고혈압을 오랫동안 앓은 환자는 혈관이 두꺼워지고 약해져 뇌혈관이 파열되는 뇌출혈이 발생하거나, 두꺼워진 뇌혈관에 혈전

수축기 혈압과 이완기 혈압 체크

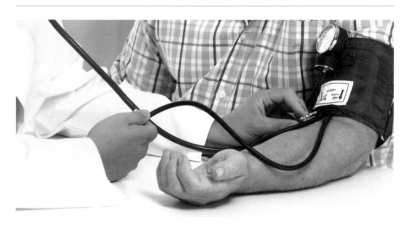

뇌경색을 예방하는 가장 중요한 방법 중 하나가 혈압을 관리하는 것이다.

이 끼어 혈관이 막히는 뇌경색증이 발생할 수 있다. 전체 뇌혈관 질환의 50%가 고혈압으로 인해 발생한다. 통계에 따르면, 협심증과 심근경색 등 심장병의 30~35%, 신부전의 10~15%는 고혈압 때문에 생긴다.

그런데 고혈압이라는 진단을 받고 혈압약을 복용해야 하는 경우, '고혈압약은 한번 먹기 시작하면 평생 복용해야 하는 거 아닌가?'라는 의문이 생긴다. **혈압약은 혈압이 안정적으로 유지되면 용량을 줄이거나 중단할 수 있다.**

다만, 혈압이 높아지기 시작한 사람이 치료받지 않고 내버려 두면 이후의 생존 기간이 평균 약 20년밖에 안된다는 연구 결과가 있다. 문제가 당장 생기지 않아도 시간이 지날수록 혈관 상태는 반드시 나빠진다. 이는 뇌졸중이나 심부전 등 합병증의 위험을 높인다.

그래서 고혈압은 완치되는 질환이라기보다는 조절하는 질환이라고 볼 수 있다. 따라서 '약물치료 전에' 혹은 '약물치료와 같이' 생활 습관을 지속적으로 개선하며 관리하는 게 매우 중요하다.

첫째, 나트륨(소금)은 혈압 상승과 관련이 있으므로, 혈압을 낮추기 위해서는 식사 시 염분 섭취를 줄여 싱겁게 먹도록 해야 한다. 또한 소금이 많이 들어 있는 여러 가공식품은 피하는 것이 좋다.

둘째, 규칙적으로 운동하며 체중을 감량한다. 1주일에 3~5회 정도 빨리 걷기, 자전거 타기, 수영, 에어로빅 등 유산소운동을 규칙적으로 실시하는 것이 좋다.

셋째, 과도한 음주나 흡연 역시 혈압을 상승시켜 고혈압을 악화시키므로 절주 및 금연하는 것이 필요하다.

위와 같이 생활 습관을 개선한다면 고혈압을 근본적으로 치료하는 것은 물론 당뇨병, 고지질혈증과 같은 성인병도 함께 예방할 수 있다.

다만, 혈압은 하루에도 몇 번씩 바뀐다는 것을 명심하라. 따라서 혈압은 하루 중 같은 시간에 3분 이상 안정을 취한 뒤 측정하는 게 좋다. 최소 30분 전에는 흡연, 커피, 식사, 운동을 금한다. 특히 아침에는 기상한 뒤 1시간 이내, 소변을 본 뒤, 고혈압약을 먹기 전, 아침 식사 전에 측정하는 것이 좋다.

뇌 노화의 주범, 당뇨

일상생활을 유지하기 위해 에너지가 필요한데, 그중 필수적인 것은 포도당이다. 포도당은 각 세포에 들어가서 이용되어야 한다. 그런데 포도당이 세포 속으로 들어가기 위해서는 인슐린이라는 호르몬의 도움이 필요하다.

하지만 인슐린이 당을 세포 속으로 넣어주는 역할을 제대로 하지 못하는 경우가 있다. 그러면 포도당이 세포 속으로 들어가지 못하게 되어, 혈액 속에 남아돌게 된다.

그렇게 되면 혈액 내의 당 수치가 비정상적으로 상승하게 되고,

남아도는 포도당은 결국 소변으로 넘쳐 나오게 된다. 이처럼 당뇨병은 '인슐린이 부족하거나 제기능을 하지 못해 세포에서 포도당을 에너지원으로 이용하지 못하고, 혈당이 비정상적으로 높은 상태가 지속되는 병'이라고 할 수 있다.

당뇨병의 진단 기준은 아래와 같다.

1. 8시간 이상 금식한 상태에서 측정한 혈당(공복혈당)이 126mg/dL 이상인 경우

2. 포도당 75g을 물 300cc에 녹여 5분에 걸쳐 마신 후(경구당부하검사) 2시간째 측정한 혈당이 200mg/dL 이상인 경우

3. 당화혈색소 검사 결과가 6.5% 이상인 경우 (※ 위 세 가지 검사는 명백한 고혈당이 아니라면 다른 날에 반복 검사)

4. 소변을 자주 보거나, 물을 자주 먹어야 하거나, 체중 감소와 같은 당뇨병의 전형적인 증상이 있으면서 식사 시간과 무관하게 측정한 혈당이 200mg/dL 이상인 경우

그렇다면 당뇨에 따른 뇌 기능은 어떻게 변할까.

영국 바이오뱅크에서 50~80세까지 2만여 명의 데이터를 분석한 연구에 따르면, 2형 당뇨병*이 있으면 뇌의 노화가 약 26% 빠

● 신체가 인슐린을 충분히 생성하지 못하거나, 효과적으로 사용하는 능력이 떨어질 때 발생하는 만성질환이다.

르게 진행된다. 즉, 2형 당뇨병 환자는 같은 연령의 건강한 사람보다 뇌의 집행 기능, 정보처리 속도가 더 약해졌다. 2형 당뇨병 환자는 집행 기능을 수행하는 데 중요한 역할을 하는 '복측 선조체'ventral striatum의 회백질이 6.2% 더 줄었고, 뇌의 다른 영역에서도 회백질이 감소되었다.

더욱이 2형 당뇨병이 있으면 인지 저하나 치매 위험성이 약 1.4~2.4배 증가한다. 특히 나이가 많을수록 당뇨병에 의한 치매 위험성이 훨씬 높고, 인지기능 저하 속도도 빠르다. 또한 치매의 전 단계인 경도인지장애에서 치매로 진행할 위험성이 3배 정도 높아진다.

최근에는 **고인슐린혈증이 알츠하이머병이 발병하는 데 관여한다는 주장도 있어서 알츠하이머병을 '3형 당뇨병'이라고 부르기도 한다.**

한편, 많은 사람이 민간요법에 의존하면서 혈당을 조절하는 데 악영향을 주는 사례가 많다. 당뇨병은 식사요법과 운동요법이 포함된 입증된 치료를 해야 효과를 볼 수 있다. 그러니 검증되지 않은 민간요법을 따라 해서 돈과 시간을 낭비하지 않기를 바란다.

내 피에 기름이 둥~둥~? 이상지질혈증

건강검진 결과지를 보면, 신경 써야 할 수치 중 하나가 바로 콜레스테롤이다. 혈액에 콜레스테롤이 많으면 혈전이 잘 생긴다. 이

것이 뇌혈관을 돌다가 막히면 뇌졸중을, 심장혈관을 돌다가 막히면 심근경색 등 생명과 직결되는 문제를 유발하기 때문이다.

그렇다면 콜레스테롤은 건강에 무조건 해로울까.

콜레스테롤은 체내에 있는 지질의 일종이다. 따라서 세포막, 호르몬, 피부, 담즙산을 만드는 데 사용되는 등 우리 몸에 꼭 필요한 영양소다. 다만, 체내에 필요한 양보다 더 많이 존재하면 혈관에 침착해 동맥경화를 일으키는 주범이 되는 것이다.

콜레스테롤은 지방과 유사한 성분으로, 물에 녹지 않기 때문에 그 자체로는 혈액 안에 녹아 운반될 수 없다. 그러므로 지단백이라고 하는 특수한 단백질에 둘러싸여 운반된다.

그런데 콜레스테롤을 둘러싸고 있는 지단백의 형태에 따라 몸 안에서의 역할이 달라진다. 체내에는 세 종류의 지질이 있다. 고밀도콜레스테롤HDL과 저밀도콜레스테롤LDL 그리고 중성지방이다.

저밀도콜레스테롤LDL은 심장병 발병과 밀접한 관계가 있어 '나쁜 콜레스테롤'이라고 불린다. 또한 **고밀도콜레스테롤**HDL은 심장병을 예방하는 효과가 있어 '좋은 콜레스테롤'이라고 한다. 저밀도콜레스테롤LDL은 주로 간에서 혈관벽으로 콜레스테롤을 운반하는 기능을 하고, 고밀도콜레스테롤HDL은 몸 안 여러 곳의 콜레스테롤을 제거해 간으로 빼내는 역할을 해 동맥경화를 방지한다. 한편, 중성지방은 콜레스테롤과는 약간 다른 지방 성분으로, 이 역시 과다하게 증가하면 동맥경화를 유발할 수 있다.

마지막으로, 우리가 흔히 말하는 콜레스테롤이란 총콜레스테롤

을 말한다. 이는 세 종류의 지질 속에 포함되어 있는 콜레스테롤
을 합친 값이다.

한편, 혈액 내 지질 상태가 비정상적인 경우가 있는데, 이를 이
상지질혈증이라고 한다. 필요 이상으로 많은 지방 성분 물질이 혈
액 내에 존재하면서 혈관 벽에 쌓여 염증을 일으킨다. 그 결과, 심
뇌혈관계 질환을 일으킨다. 다시 말해, 콜레스테롤이나 중성지방
이 높은 상태로, 일반적으로 총콜레스테롤이 240mg/dl을 넘거나
중성지방이 200mg/dl 이상일 때를 말한다.

고중성지방혈증, 중년기 고콜레스테롤혈증은 노년기에 알츠하
이머병과 혈관치매 위험성을 높인다. 더욱이 고콜레스테롤혈증이
있는 경도인지장애 환자는 치매로 진행할 위험성이 높다. 또 고중
성지방혈증이 전체 치매 발생 위험을 약 1.5배 증가시켰는데, 특
히 혈관치매 위험성을 높인다.

고지혈증을 예방하기 위한 식사법을 아래에 제시한다.

첫째, 혈중 지질 수치를 상승시키는 포화지방산, 트랜스지방산
그리고 콜레스테롤의 섭취를 줄인다. 육류의 하얀 기름 부위를 제
거하고 살코기로 섭취하며, 기름을 적게 사용하는 찜·구이·조림
으로 먹는 것이 좋다.

둘째, 단순당이라고 불리는 설탕, 시럽, 꿀, 청량음료, 사탕, 케
이크 등은 양을 조절하며 섭취해야 한다. 이는 혈당을 급격히 상
승시키고, 중성지방으로 전환되는 속도가 빠르기 때문이다.

셋째, 식이섬유는 혈중 콜레스테롤 및 중성지방의 수치를 감소시키는 데 도움을 줄 수 있다. 섬유소 섭취를 1일 25g(매끼 채소 반찬 2가지) 이상 섭취하도록 권장한다.

넷째, 소식을 권장한다. 하루 총섭취량이 너무 과다하면, 체내 잉여 에너지가 많아지면서 간세포 내의 콜레스테롤이 더 빨리 합성되기 때문이다.

위 설명에 맞게 식습관을 들여 혈관을 깨끗하게 관리하는 게 또 다른 뇌테크라고 할 수 있다. 특히 혈관이 깨끗해야 뇌 기능도 활력을 되찾는다는 것을 명심하기 바란다.

뇌 건강 주치의 손유리의 뇌~ 톡톡talk talk! ⑦

18. 어지럼증이 자주 있는데, 빈혈 때문일까요?

어지럼증은 다양한 원인에 의해 발생합니다. 전정신경핵, 소뇌 등 중추신경계에 이상이 있을 때 중추성 어지럼증이라고 합니다. 또 말초전정계인 세반고리관과 전정신경의 이상에 의해 생기는 경우를 말초성 어지럼증이라고 합니다.

그중 중추성 어지럼증은 뇌졸중 등 심각한 원인에 의한 증상일 수 있고, 응급치료가 필요할 정도로 심각한 질환인 경우가 많습니다. 그런데 말초성 어지럼증과 감별하기가 어렵기 때문에 때로는 심각한 후유증을 남길 수 있으므로, 가능한 한 빨리 신경과 전문의의 진찰이 필요합니다.

19. 약물 때문에 뇌 기능이 떨어지는 경우가 있나요?

약물 과용에 따른 두통은 아세트아미노펜, 아스피린, 이부프로펜, 나프록센 등 단순 진통제를 한 달에 15일 이상 복용할 때 나타납니다. 그뿐만 아니라 아편유사제, 복합진통제(게보린 등), 편두통 특이약물(트립탄, 에르고트제)을 한 달에 10일 이상, 3개월 넘게 복용할 때 나타납니다(국제두통질환분류 3판). 이런 약들은 3개월 이상만 먹어도 금방 중독되어, 약물 과용에 따른 두통이 생길 수 있습니다.

또한 약물 유도성 파킨슨증은 다양한 약물에 의해 발생할 수 있습니다. 특히 도파민 수용체를 차단하거나 고갈시키는 약물은 파킨슨병과 같은 떨림, 운동 완만, 보행장애 등의 증상을 유발합니다. 도파민 수용체를 차단하는 약물에는 항정신병약이 대표적입니다.

이외에도 레보설피라이드와 같이 많이 처방되는 위장관운동장애에 대한 치료제도 파킨슨증을 유발할 수 있는 것으로 알려져 있습니다. 약물에 의한 파킨슨증이 발생한다면, 원인 약물을 중단하면 증상이 호전될 수 있습니다.

20. 건강검진 시 뇌 사진을 찍어야 할까요?
검사를 하면 뇌에 관한 모든 것이 나올까요?

술과 담배 혹은 업무로 인한 스트레스 등으로 인한 대사 관련 증후군이나 비만 발병률이 증가하고 있기 때문에 돌연사를 대비한 심뇌혈관 관련 검사가 필수적입니다.

물론 뇌 영상검사가 건강검진 항목에 필수적으로 포함된 것은 아닙니다. 하지만 뇌혈관 영상검사가 포함된 뇌 MRI 및 MRA검사 혹은 경동맥 초음파검사는 한번 해보면 좋습니다.

뇌동맥류와 같은 뇌혈관 질환은 증상이 없을 때는 모르고 있는 경우가 많습니다. 간혹 뇌출혈이나 뇌질환으로 인해 젊은 사람도 장애나 후유증이 갑자기 생길 수 있습니다. 본인의 병을 알아야 고혈압이나 다른 병에 미리 대비도 할 수 있으므로, 기회가 되면 한 번쯤 해보는 것을 권유합니다.

8장

의학이 엄청나게 발전한 탓에
사실상, 건강한 사람이 없어졌다.
— 올더스 헉슬리

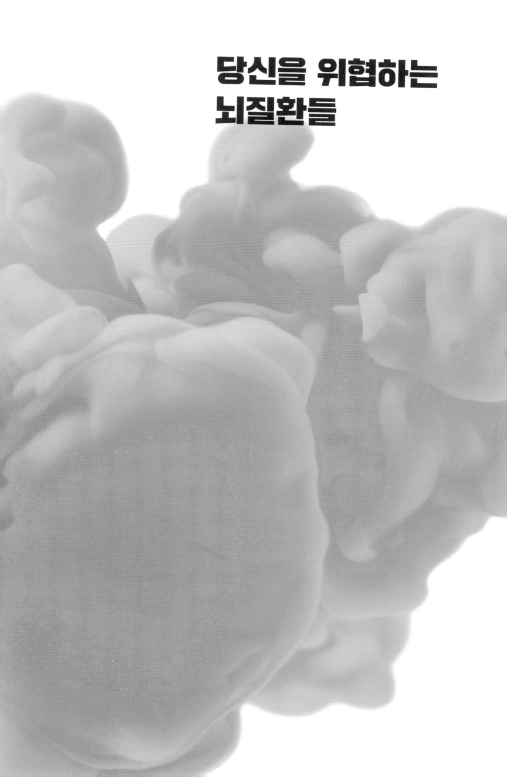

당신을 위협하는
뇌질환들

뇌 건강 주치의 손유리와 함께하는
뇌~ 건강 퀴즈 OX ⑧

1. 치매와 알츠하이머는 같은 말이다.

   알츠하이머병은 치매의 한 종류다.

2. 뇌졸중은 혈관이 막혀서 생기는 뇌경색과 혈관이 터져서 생기는 뇌출혈이 있다.

   뇌경색과 뇌출혈을 합쳐서 뇌졸중이라고 한다.

3. 손을 떤다면 파킨슨병이다.

   손 떨림은 파킨슨증후군 이외에도 생리적 떨림, 본태성 떨림을 포함한 여러 원인으로 인해 발생할 수 있다.

4. 뇌전증 발작은 신경세포가 일시적으로 흥분하며 발생하는데, 치료하면 대부분 조절이 가능하고 완치까지도 기대할 수 있다.

답: 1. X 2. O 3. X 4. O

흔하지만 절대 가볍지 않은 두통

두통은 스트레스나 피로감, 불안, 진통제 장기 복용으로 인해 발생하고, 뇌질환이 원인이 되어 나타나기도 한다. 증상은 **두통**이지만 원인은 다양하므로, 이에 따른 치료 방법도 각기 다르다.

일반적으로 많은 사람이 느끼는 두통은 스트레스, 피로, 수면 부족 등으로 인해 나타나는 일시적인 두통이다. 또는 긴장성 두통, 편두통, 군발성 두통* 등 뇌의 기질적인 문제가 없는 일차성 두통이 있다.

일차성 두통은 삶의 질에 나쁜 영향을 미치지만, 수술이 당장 필요하거나 분초를 다툴 만큼 MRI 검사가 급한 것은 아니다. 이런 두통은 비슷한 양상으로 반복해 나타나고, 음주·긴장 등 특정

● 하루에 수차례씩 한쪽 눈의 통증, 코막힘, 콧물, 눈물 등 특징적인 증상으로 나타나는 두통 증후군을 말한다.

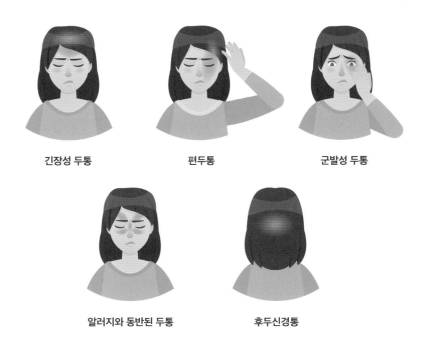

긴장성 두통　　　　　　편두통　　　　　　군발성 두통

알러지와 동반된 두통　　　　　후두신경통

두통은 같은 병이라도 전형적이지 않을 수 있고, 증상과 원인에 따라 치료 방법이 각기 다르다.

상황에 놓일 때만 발생하고, 머리가 무거우면서 조이는 듯한 통증이 주로 오후에 온다는 특징이 있다.

　그런데 최근 들어 남녀노소 할 것 없이 많이 발생하는 것이 경추성 두통이다. 우리 목은 1시간에 600번 정도 움직인다고 한다. 말을 하면서도 목을 움직이고 있고, 밥을 먹고 또 핸드폰을 쳐다

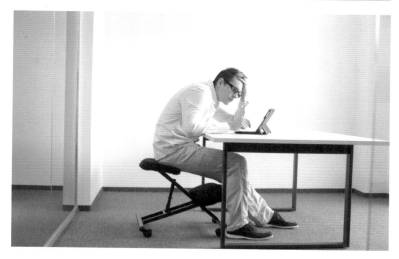

앉아 있는 자세에 따라 두통이 발생한다.

보는 등 일상생활을 하며 목을 끊임없이 움직인다.

그러다 보니 평소 자세와 습관 때문에 생긴 거북목이나 일자목 등으로 인해 목덜미와 후두 부위가 심하게 경직된다. 또 디스크 등 경추 질환으로 인한 척추부정렬이 있는 경우, 경추성 두통이 발생한다.

따라서 통증이 중추신경으로 전달되고, 중심 정류장 역할을 하는 삼차신경 경부핵에서 합쳐진다. 그리고 다시 신호가 눈 부위의 통증, 이마와 정수리 통증으로 다시 느껴지게 된다.

한편, 두통의 원인이 목에 있다는 것을 진단하기 위해서는 두통을 유발할 만한 뇌의 병이 없고, 경추에 문제가 있다는 진찰 소견이 있어야 한다. 더욱이 국제두통학회에서 발표된 진단 기준에 따르면 ▲ 두통 자체가 경부 질환과 시간적인 전후 관계가 분명하고, ▲ 경부 질환이 좋아지는 동시에 두통이 호전되는 경우, ▲ 목을 제대로 못 돌릴 정도로 운동 범위가 감소하고 또 숙이거나 젖히는 동작을 했을 때 두통이 현저히 악화되는 경우, ▲ 진단적인 신경차단술을 했을 때 두통이 사라지는 경우에는 경추성 두통일 가능성이 높다.

경추 질환이 심해지면 팔이나 손이 저리고, 목이나 어깨 통증과 함께 이명이나 속 울렁거림 등 비특이적인 증상을 호소하게 된다.

만일, 당신이 다음의 경우에 해당된다면 뇌 검사(CT나 MRI)를 즉시 받아봐야 한다.

1. 두통과 함께 뇌 감염을 의미하는 발열·오한이 있다.
2. 뇌압이 올라가면서 발생하는 구역질·구토가 주로 아침에 일어난다.
3. 의식 수준이 떨어져 자꾸 자려고 하거나, 경련·발작을 했다.
4. 힘 빠짐, 감각이상, 시야장애, 시력 저하 등의 증상이 있다.
5. 생전 처음 경험해본 심한 두통이 수 분 내에 갑자기 고조된다.
6. 특정 상황에서 두통이 발생하는 경우: 운동·배변·성관계 도중

복압 및 뇌압이 올라가는 상황에서 두통이 갑자기 발생한다.

7. 본인이 암 및 면역억제 환자, 50세 이상, 항응고제를 복용 중인데 두통이 발생한다.

위와 같은 경우라면 병원에서 검사를 받아봐야 한다. 특히 말이 어둔하거나, 손발을 사용하는 데 불편하거나, 걸을 때 휘청거리거나, 눈이 잘 안 보이는 증상이 벼락 두통과 동반되면 뇌에 문제가 생겼다는 확실한 신호다.

진통제를 매일 먹는데도 두통을 달고 산다?

50대인 L은 진통제를 30년간 복용해왔다. 처음에는 두통이 생길 때만 가끔 먹기 시작하다가, 이후 스트레스를 받으면 한 알, 몸이 찌뿌둥하면 한 알씩 습관적으로 먹기 시작했다. 그러다가 점차 늘어나 요즘은 소염진통제, 진통해열제, 아편유사제와 약국에서 산 액상 진통제까지 포함해 하루에 3번 이상 먹고 있다.

그런데 최근에는 약을 먹어도 두통은 좋아지지 않고, 오히려 몸이 붓는 것 같은 느낌이다. 종합병원에서 두통과 관련해 정밀 검사를 받아봐도 별다른 이상이 없다고 한다. L은 약이 효과가 없는지 알면서도, 딱히 다른 방법을 못 찾아 불안해하며 또 약을 먹게 된다.

위 사례와 같이 **약물 과용 두통**은 진통제를 오랫동안 복용한 일차성 두통(긴장형 두통, 편두통) 환자에게서 흔하다. 처음에는 두통 때문에 먹기 시작했는데, 이제는 두통이 올 것 같은 느낌만 들어도 약을 먹는 것이다. 이후에는 정상적인 두통 억제 기전이 약해져서 두통이 오히려 악화된다.

단순 진통제를 한 달에 15일 이상 혹은 복합진통제나 아편유사제를 10일 이상 복용하는지를 체크해보자. 이러한 현상이 3개월 넘게만 지속돼도 약물 과용 두통이 금방 발생한다.

우선, 과용한 진통제를 중단할 수 있도록 해야 한다. 오랫동안 과량으로 복용해온 진통제만 중단해도 두통이 호전된다. 그리고 동반된 일차성 두통의 양상과 빈도를 재평가한 뒤 치료를 다시 진행한다.

약물 과용 두통은 치료가 힘든 경우가 많다. 그래서 두통이 자주 재발해 진통제를 늘 복용하는 사람이라면, 전문의로부터 정확한 진단을 받은 뒤 약물치료를 받을 것을 권장한다.

기억력이 떨어지면 치매인가요?

병원에 찾아오는 환자들은 자신이 치매인 것 같다며 걱정한다. 그러면서 치매가 의심스러웠던 일련의 사건들을 너무 정확하게 기억하고는 한다. 그러다가 이미 지나간 일을 본인이 '이렇게까지 디테일하게 기억하는 걸 보니 치매는 아닌가 보다'라고 말하며 웃고는 발길을 돌린다.

치매란 그리 단순하지 않다. 기억력을 포함한 여러 가지 인지기능(주의력, 언어기능, 시공간 능력, 실행기능 등)이 저하되고, 이로 인해 그동안 잘 해오던 일상생활이나 사회활동 등을 제대로 할 수 없게 된 상태를 가리킨다.

치매는 뇌혈관 질환, 루이체 치매, 전측두엽 퇴행, 정상압 뇌수

알츠하이머병

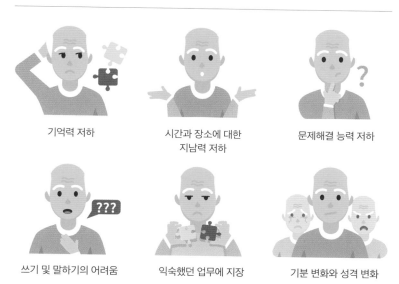

기억력 저하

시간과 장소에 대한 지남력 저하

문제해결 능력 저하

쓰기 및 말하기의 어려움

익숙했던 업무에 지장

기분 변화와 성격 변화

치매는 기억력 등의 인지 저하와 함께 일상생활에 변화가 생기는 질환이다.

두증 등 수백 가지의 원인이 있다. 그중 알츠하이머병은 치매를 일으키는 가장 흔한 퇴행성 뇌질환이다.

알츠하이머병은 베타 아밀로이드beta-amyloid라는 작은 단백질이 과도하게 만들어져 뇌에 침착되면서, 뇌세포가 파괴되는 것이 발병의 핵심 기전으로 알려져 있다. 그 외에도 뇌세포의 골격을 유지하는 데 중요한 역할을 하는 타우 단백질tau protein의 과인산화, 염증 반응, 산화적 손상 등 원인은 다양하다.

질병 초기에는 주로 기억력을 담당하는 주요 뇌 부위인 해마와 내후각뇌피질 부위에 국한되어 손상된다. 하지만 두정엽, 전두엽 등을 거쳐 뇌 전체로 점차 퍼져나간다. 그래서 초기에는 주로 최근 일에 대한 기억력에서 문제를 보인다. 그러다가 언어기능이나 판단력 등 다른 여러 인지기능의 이상을 차츰 동반하게 되는 것이다. 결국 일상생활에서 모든 기능을 상실한다.

또한 병의 진행 과정에서 인지기능의 저하뿐만 아니라 성격 변화, 초조 행동, 우울증, 망상, 환각, 공격성 증가 등 정신행동 증상이 흔하게 동반된다. 그리고 말기에 이르면 보행 이상, 대소변 실금, 감염, 욕창 등 신체적인 합병증까지 나타나게 된다.

그래서 치매를 진단할 때는 환자와 가족들로부터 기억력의 문제나 행동상의 변화에 대해 정보를 얻어야 한다. 보통 치매를 앓고 있는 환자들은 자신의 기억력이 저하되고 있다는 것을 인지하지 못하거나, 기억이 과도하게 감퇴되었음을 호소하기도 하므로 가족들로부터 얻는 정보가 중요하다.

알츠하이머성 치매의 진행 과정

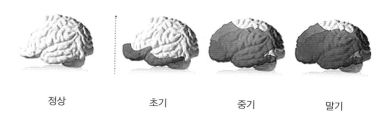

| 정상 | 초기 | 중기 | 말기 |

조직을 손상시키는 단백질인 아밀로이드가 쌓여 있지 않다.

알츠하이머성 치매에 걸리면 해마가 있는 측두엽부터 시작해 전두엽, 후두엽, 두정엽에도 아밀로이드가 쌓인다. 이 때문에 치매 환자는 시간이 지날수록 생활하는 데 점점 어려움을 겪는다.

알츠하이머는 베타 아밀로이드와 타우 단백질이 쌓이면서 뇌세포가 파괴된다.

이후 인지 저하가 보이는 경우, 선별검사로서 간이신경상태검사MMSE를 시행한다. 그리고 좀 더 자세한 검사인 한국판 CERAD 또는 서울신경심리검사SNSB를 진행함으로써 전반적인 인지기능을 평가하게 된다.

또한 혈액검사 및 뇌척수액검사와 같은 실험실 검사나 CT, MRI, PET와 같은 뇌영상학적인 검사를 진행해 치매의 원인이 될 수 있는 뇌질환을 확인한다. 이를 통해 알츠하이머형 치매와 같은 퇴행성 뇌질환의 진행 여부에 대한 객관적인 증거를 얻거나, 치료 효과를 판단하기도 한다.

한편, 치매는 명확한 치료 방법이 없다고 해서 포기하는 불치병이 아니다. 조기 진단과 적절한 약물치료를 시행하면 질환 진행을 늦추고, 일상생활이 가능한 병이다. 따라서 아세틸콜린분해효소 억제제, NMDA 수용체 길항제 등의 약물을 치료제로 사용한다. 약물치료를 하면 인지기능 개선 및 진행 지연의 효과가 있다.

인지 증상에 대한 치료 외에도 불안, 우울증, 정신증 등이 동반되는 정신행동 증상들에는 항불안제, 항우울제, 항정신병 약물, 수면유도제 등을 사용하기도 한다. 그 외 비약물적인 치료로 인지재활치료, 현실 지남력 훈련 등이 있다.

뇌졸중, 10분마다 1명씩 발생!

뇌졸중이란 혈관이 막히는 뇌경색과 혈관이 터지는 뇌출혈을 통틀어 일컫는다.

뇌혈관을 우리가 사용하는 수도관이라고 생각해보자.

둥둥 떠다니는 찌꺼기가 흐르다가 수도관을 꽉 막는 경우 및 수도관 안에 녹과 오물 그리고 찌꺼기들이 쌓여 서서히 막히는 상태가 혈전으로 인한 허혈성 뇌경색이다. 반면, 수도관이 터져서 물이 새는 경우는 뇌출혈이라고 할 수 있다. 다른 하나는 지주막하출혈이다.

뇌에는 지주막 또는 거미막이라는 얇은 막이 있는데, 여기에 붙어 있는 뇌동맥에 발생한 '동맥류'로 인해 생긴 출혈을 말한다. '동맥류'는 혈관 벽에 얇은 꽈리가 생기는 것인데, 이 꽈리가 터지면

뇌경색과 뇌출혈 비교

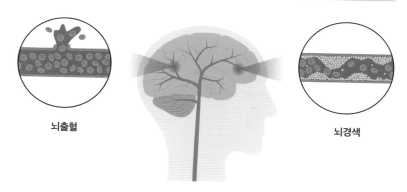

뇌출혈   뇌경색

혈관이 막히면 뇌경색, 혈관이 터지면 뇌출혈이다.

지주막하출혈이 된다.

뇌졸중은 한 번 발병하면 재발하는 경우가 많으며, 심각한 후유증과 높은 치명률로 악명이 높다. 일단 발병하면 3~6시간 이내에 치료받아야 생사가 결정된다. 또한 수술이 성공적이더라도 이후 꾸준히 관리함으로써 합병증이나 다른 질병으로 전이되는 것을 방지하는 게 중요하다.

한편, 병원에 도착하기 전에 다음 사항을 확인해야 한다.

1. 본인이 뇌졸중이라고 생각하는 의심 증상이 있는지를 파악한다.
- 한쪽 팔다리의 힘이 없고, 감각이 둔하다.

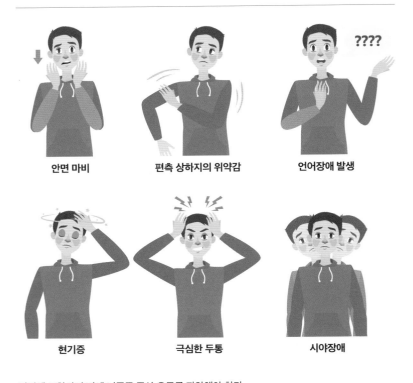

| 안면 마비 | 편측 상하지의 위약감 | 언어장애 발생 |
| 현기증 | 극심한 두통 | 시야장애 |

병원에 도착하기 전에 뇌졸중 증상 유무를 파악해야 한다.

- 발음이 어눌하고, 말을 못 한다.
- 어지럽고, 똑바로 걷지 못한다.
- 사물이 두 개로 보이거나, 한쪽 시야가 안 보인다.
- 두통이 심하다.

2. 거동이 어려운 경우에는 119에 전화하고, 늦어도 발병 1시간

내에는 병원에 도착해야 한다.

3. 의식이 없으면 흡인성 폐렴이 발생하지 않도록 입 안의 이물을 제거하고, 의치를 빼놓는 것이 좋다.

4. 증상이 회복되더라도 재발할 위험이 있으므로, 응급실에 즉시 방문한다.

혹시라도, 손발을 바늘로 찔러 피를 내거나, 사지를 주무르는 행동을 하거나, 전문가와 상의 없이 혈압약을 임의로 한 번 더 먹는 행위를 절대로 하지 않는다.

간질의 새 이름 '뇌전증'

수천억 개의 뇌세포는 우리가 잠을 자는 동안에도 전기적인 신호를 끊임없이 주고받는다. 그런데 뇌신경세포 중 일부가 짧은 시간 동안 비정상적인 전기신호를 만들어내면서 나타나는 이상을 발작 혹은 경련seizure이라고 한다. 이러한 발작이 두 번 이상 자발적으로 반복해서 생기는 질환이 바로 뇌전증epilepsy이다.

뇌전증은 건강한 사람도 뇌질환에 걸리거나 뇌 손상을 입으면 앓을 수 있는 질환이다. 특히 65세 이상에서 발생률이 가장 높아서 노인들이 가장 많이 앓는 뇌질환으로 알려져 있다.

의식을 잃고, 눈이 돌아가면서 사지가 뻣뻣하게 굳어지고, 간헐

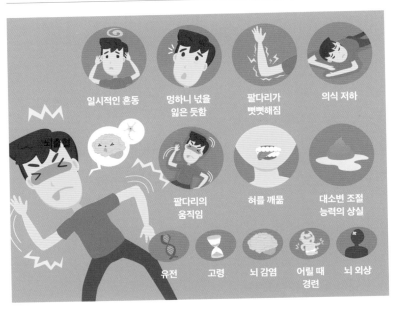

일시적인 혼동

멍하니 넋을 잃은 듯함

팔다리가 뻣뻣해짐

의식 저하

뇌출혈

팔다리의 움직임

혀를 깨뭄

대소변 조절 능력의 상실

유전

고령

뇌 감염

어릴 때 경련

뇌 외상

뇌전증의 증상은 멍해지면서 반응이 늦거나 입맛을 쩝쩝 다시는 증상, 팔만 떠는 경우 등 다양하다.

적으로 떠는 증상이 일반인들에게 가장 잘 알려진 모습이다. 하지만 뇌전증의 증상은 매우 다양하다.

어느 순간 멍해지면서 반응이 늦거나 입맛을 쩝쩝 다시는 증상만 잠깐 나타나고, 의식이 있는데도 한쪽 팔만 떠는 경우도 많으며, 소름만 돋는다거나 구토만 하는 형태의 매우 미미한 증상의 뇌전증도 드물지만 있다.

일단 뇌전증으로 진단받으면 항경련제 약물치료를 우선 시행하게 된다. 보통 초기에는 한 가지 항경련제를 소량으로 시작해 점차 증량하는 경우가 많으며, 치료 반응에 따라 적절한 복용량을 결정하게 된다.

그러나 전체 뇌전증 환자의 약 15~20% 정도는 여러 항경련제를 복합해 복용해도 발작이 잘 조절되지 않는 난치성 또는 치료 불응성 뇌전증 환자다. 이런 경우에는 발작이 빈번하게 나타나며 일상생활에 많은 장해가 된다. 더욱이 여러 항경련제를 복합해 복용함으로써 비용도 많이 들고, 약물로 인한 부작용이 일어나기 쉽다.

이런 난치성 뇌전증 환자들 중 뇌전증을 일으키는 원인이 뇌의 한 부분에 국한되며, 그 부위가 뇌의 중요한 기능을 담당하지 않고, 수술적으로 접근이 가능할 때 수술을 고려해 볼 수 있다.

실제로, 적절한 약물치료를 받는 뇌전증 환자들 중 약 60~70% 정도는 발작 없이 생활하고 있다. 그러나 약 15~20% 정도만 수개월에 한 번 정도 발작을 일으킨다. 따라서 뇌전증은 정확한 진단과 더불어 적절한 치료를 받는다면 대부분 잘 낫는 병이라고 할 수 있다.

뇌전증과 관련해 더 많은 정보를 얻고 싶다면 아래 제시된 홈페이지 및 유튜브 채널을 참고하기 바란다.

뇌전증 교수님이 운영하는 환우와 가족을 위한 클리닉 에필리아
홈페이지: https://www.epilia.net/
유튜브: https://www.youtube.com/user/epilia1

걸음걸이가 이상하다면 파킨슨병을 의심하라

뇌 속에는 여러 가지 신경전달물질이 있는데, 그중에서 몸을 움직이는 데 꼭 필요한 도파민이라는 신경전달물질이 있다. 파킨슨병은 이러한 도파민을 분비하는 뇌 특정 부위의 신경세포가 서서히 파괴되는 질환이다.

주로 떨림, 근육의 강직 그리고 몸동작이 느려지는 서동증 등의 운동장애가 파킨슨병의 3가지 특징이다. 그런데 증상이 본격적으로 나타나기 수년 전부터 막연한 증상을 호소하는 경우가 많다. 계속되는 피곤함, 무력감, 팔다리의 불쾌한 느낌, 기분이 이상하고 쉽게 화를 내는 등 증상이 다양하다.

또한 걸음걸이나 자세가 변하고, 우울증, 소변장애, 수면장애 등의 증상이 나타나기도 한다. 또 걸을 때 팔을 덜 흔들고, 다리가 끌리는 느낌 등을 이상하게 여긴 후 병원에 방문해서 파킨슨병을 발견하기도 한다.

이럴 때 파킨슨증후군을 의심해볼 수 있다.

첫째, 걷는 것을 보라.

보폭이 작아지고, 지면에서 발이 많이 떨어지지 않으며, 발을 끌면서 걷는다. 또 보행 시 팔의 흔들림이 점차 작아지고, 나중에는 팔이 흔들림 없이 약간 굽혀져 몸 옆에 붙은 상태로 걷게 된다. 또한 보행을 시작할 때 마치 발바닥이 땅에 붙어버린 것처럼 좀체 움직이지 않는다. 반대로, 걷다가 다시 멈추려고 하면 걸음을 마음

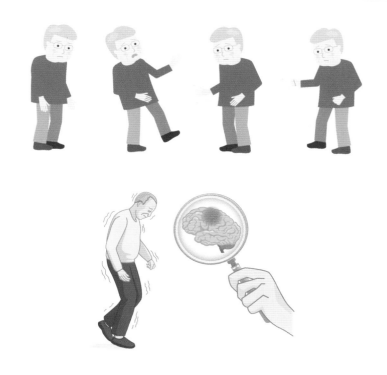

파킨슨병은 뇌의 도파민을 분비하는 신경세포가 파괴되면서 발생한다.

대로 멈출 수가 없어 앞으로 쓰러지기도 한다.

둘째, 얼굴을 보라.

파킨슨병 환자들은 얼굴에서 표정을 읽을 수가 없다. 마치 가면을 쓴 것처럼 감정 상태를 알 수가 없게 된다. 이를 감정 표현이 없는 '가면양얼굴'이라고 부른다.

셋째, 몸이 뻣뻣하다.

다른 사람이 환자의 팔을 펴려고 할 때 마치 일부러 안 펼치려고 힘을 주는 듯한 느낌이 있다. 또한 천천히 굽혀보면 톱니바퀴를 돌리는 것처럼 규칙적으로 오는 저항감을 느끼게 되는데, 이를 '톱니바퀴성 강직'이라고 한다.

파킨슨병을 진단하기 위해서는 전문의의 병력 청취와 신경학적인 검사가 가장 중요하다. 일단 파킨슨병으로 진단받으면, 대부분 도파민을 투여해 증상을 개선한다. 한편, 파킨슨병은 적절한 치료를 받지 않으면 운동장애가 점점 진행된다. 그러므로 걸음을 걷기가 어렵고, 일상생활을 전혀 수행할 수 없게 되기도 한다.

뇌 건강 주치의 손유리의 뇌~ 톡톡talk talk! ⑧

21. 젊은 사람들도 뇌졸중에 걸리기 쉬운가요?

질병관리본부에서 발표한 자료에 따르면, 54세 이하의 뇌졸중 발병률은 전체 뇌졸중 환자의 14%가량입니다. 고혈압 및 고지혈증의 위험인자가 이른 나이부터 많아지고, 서구화된 식생활 습관과 비만의 증가도 젊은 층의 뇌경색이 높아지는 데 기여하고 있습니다.

기여위험도를 분석해보면, 청년기 뇌졸중에서는 흡연이 가장 중요한 위험인자로 나타났습니다. 비만율도 매년 점차 증가하고 있는데, 이

또한 청년기 뇌졸중의 핵심적인 위험인자로 보입니다.

이외에도 동맥경화증 및 소혈관 질환으로 인한 뇌경색의 발생 빈도가 높아지고 있으며, 혈관염으로 인한 뇌경색 혹은 척추동맥박리나 모야모야병도 젊은 층에서 발생하는 뇌경색의 원인으로 꼽히고 있습니다.

22. 건망증이 너무 심합니다. 예를 들면, 주차장에서 자동차를 어디에 주차했는지 몰라서 한참을 찾아다닙니다.

치매 초기 증상일까요?

정상에서 치매로의 진행 과정을 일직선상에서 놓고 본다면 정상-주관적인지저하-경도인지장애-치매로 이어집니다. 정상에서도 건망증이 나타날 수 있고, 치매에서도 건망증처럼 보이는 기억력 저하가 나타날 수 있습니다. 그러나 그 정도와 횟수는 더욱 심해지겠죠.

정상적인 인지 상태를 가진 20~30대에서도 주차 후에 위치를 주의 깊게 봐두지 않았다면 어디에 있는지 헷갈릴 수 있습니다.

한편, 경도인지장애는 나이, 교육 수준에 비해 인지력 저하가 객관적인 수치상 떨어지지만, 일상생활에서는 크게 방해받지 않는 상태입니다. 예를 들어, 장을 봐서 요리하고 또 대중교통을 이용해서 외출하는데는 문제가 없으나, 어젯밤의 대화 내용이나 주말에 있었던 세세한 활동 내역은 기억이 안 날 수 있습니다.

치매란 한두 차례의 에피소드로 판단해 진단하는 게 아니라, 증상의 지속성과 일상생활 능력을 고려해 종합적으로 진단하게 됩니다.

23. 부모님이 치매와 파킨슨병이라서 걱정이 됩니다.

뇌질환은 유전인가요?

가족력이라는 것은 3대에 걸친 직계가족 중에서 2명 이상이 같은 질병에 걸렸을 때 가족력이 있다고 봅니다. 흔한 예로, 고혈압은 부모 모두 정상일 때 자녀의 발병률은 4%에 불과하지만, 부모가 모두 고혈압일 때 자녀의 발병률은 50%까지 증가합니다.

반면, **유전성 질환**은 특정한 유전자나 염색체의 변이에 의해 질병이 발생하는 것으로, 이상 유전자의 전달 여부가 질병의 발생 유무를 결정합니다. 이를테면, 다운증후군이나 붉은색과 녹색의 차이를 구별하지 못하는 적녹색맹, 혈액 내 혈소판이 부족해 출혈이 잦은 혈우병 등이 대표적인 유전성 질환으로 꼽힙니다.

따라서 치매나 파킨슨병이 유전적인 요인으로 발생하는 경우는 드물다고 할 수 있습니다. 하지만 가족들이 공통된 생활 습관을 공유하는 경우, 병이 동시에 발생할 가능성이 있습니다.

24. 화장실에서 갑자기 의식을 잃었습니다.

어떻게 해야 할까요?

의식을 잃었을 때 흔히 기절했다고 합니다. 이때 실신인지, 경련·발작인지 구분하는 것이 중요합니다.

실신은 피가 머리로 가지 않아 의식을 잃는 것을 말합니다. 심장이 너무 빠르거나 느리게 뛰어서, 혹은 혈압이 일시적으로 너무 낮아져 피가 머리로 충분히 가지 않아 기절하게 되지요. 아주 흔한 예로, 조회 때 쓰러지는 것을 혈관미주신경성 실신이라고 합니다. 혈압을 조절하는 자율신경이 정상적으로 작동하지 못하는 것이 원인입니다.

하지만 쓰러지기 전에 배 속에서 무언가 치밀어 오르는 느낌, 이상한 맛 또는 냄새, 이미 본 느낌이 불빛처럼 눈앞에서 반짝이는 환시 등 전조 증상, 의식이 없을 때 머리를 한쪽으로 돌리는 회전 자세를 취하고 전신 경련 등이 뚜렷하다면 **발작**의 가능성이 있으므로, 전문의의 진찰이 필요합니다.

죽을 때까지 써먹는 뇌테크

"왜 사시나요?"

누군가 나에게 위와 같이 철학적인 질문을 했다면 나는 다음과 같이 대답했을 것이다.

"잘 먹고, 잘 자고 잘 놀기 위해서가 아닐까요?"

이 세 가지는 삶 그 자체이기도 하고, 잘 살기 위한 방법이자, 건강을 유지하는 키워드이기 때문이다.

나 역시 이 책에서 밝힌 방법대로 건강하고, 명민한 뇌를 유지하기 위한 관리를 멈추지 않는다. 아는 것을 실행하는 것은 말처럼 쉬운 일은 아니다. 외식을 하더라도 건강식을 선택해야 하고, 아무리 바빠도 잠 자는 시간을 확보해야 한다. 또한 한없이 늘어지는 편안함을 극복하고, 새로운 배움과 일에 도전해야 한다.

치료 과정에서 환자들에게서 "지금까지 여태 이렇게 살았는지 모르겠다"는 말씀을 들었을 때 '내 할 일을 잘하고 있구나'라고 느낀다. 대부분의 환자가 자신이 치매일 리 없다고 생각하고 병실에 들어오기 때문이다. 그것을 인정하기까지 시간이 제법 걸린다.

책을 통해서 뇌의 변화를 그저 노화 탓으로만 여기거나, 한번 완성되면 이후 쇠퇴하기만 하는 중고차 정도로 여기는 일부 사람들의 생각에 물음표를 던져주고 싶었다. 사람의 뇌는 좋은 영양소를 받아들일 준비가 되어 있고, 휴식을 취함으로써 계속 재정비되어야 하며, 시간이 지날수록 성장할 수 있기 때문이다. 뇌테크는 하면 할 수록 그 빛을 발한다.

마지막 메시지로 이 책을 마무리하려고 한다.
EAT: 뇌에 좋은 음식을 먹는다.
SLEEP: 충분한 수면을 통해 뇌를 개선하고 맑게 유지한다.
PLAY: 사람들과 정기적으로 만남과 접촉을 갖도록 하고, 신나게 열정적으로 운동을 한다.

ESP하라.

2023년 2월
손유리

뇌 좋은 일 체크리스트

오늘은 뇌 건강을 위해 어떤 좋은 일을 했나요? 날마다 좋은 습관들을 기록하며
조금씩 더해갈 때마다 우리 뇌도 더 건강해질 거예요!

✗ 건강한 음식

🏋️ 활기찬 운동

🛏️ 적당한 수면

🧠 오늘의 특별한 뇌 좋은 일

뇌 좋은 일 체크리스트

오늘은 뇌 건강을 위해 어떤 좋은 일을 했나요? 날마다 좋은 습관들을 기록하며
조금씩 더해갈 때마다 우리 뇌도 더 건강해질 거예요!

✕ 건강한 음식

🏋 활기찬 운동

🛏 적당한 수면

🧠 오늘의 특별한 뇌 좋은 일

뇌 좋은 일 체크리스트

오늘은 뇌 건강을 위해 어떤 좋은 일을 했나요? 날마다 좋은 습관들을 기록하며
조금씩 더해갈 때마다 우리 뇌도 더 건강해질 거예요!

✕ 건강한 음식

🏋 활기찬 운동

🛏 적당한 수면

🧠 오늘의 특별한 뇌 좋은 일

뇌 좋은 일 체크리스트

오늘은 뇌 건강을 위해 어떤 좋은 일을 했나요? 날마다 좋은 습관들을 기록하며
조금씩 더해갈 때마다 우리 뇌도 더 건강해질 거예요!

✗ 건강한 음식

▐▋▐ 활기찬 운동

🛏 적당한 수면

🧠 오늘의 특별한 뇌 좋은 일

평생 젊은 뇌
자꾸 깜빡깜빡하는 당신을 위한 처방전

초판 1쇄 펴낸날 2023년 3월 20일
초판 2쇄 펴낸날 2023년 3월 30일

지은이 손유리
펴낸이 서상미
펴낸곳 책이라는신화

기획이사 배경진 권해진
기획 홍성광 최정원
편집 신동소 이지은
디자인 studio forb
홍보 문수정 오수란
관리 이연희

출판등록 2021년 12월 22일(제2021-000188호)
주소 경기도 파주시 문발로 119, 306호(문발동)
전화 031-955-2024 **팩스** 031-955-2025
블로그 blog.naver.com/chaegira_22
포스트 post.naver.com/chaegira_22
인스타그램 @chagira_22
전자우편 chaegira_22@naver.com
유튜브 책이라는신화 채널

ⓒ 손유리, 2023
ISBN 979-11-977499-8-8 03510